U0230683

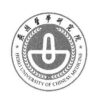

火 针 疗 法

主编 贾春生 徐 晶

科学出版社

北 京

内 容 简 介

　　火针疗法是一种临床常用针灸方法，其适应证分散于临床各科，且均有独特疗效。2009年火针的技术操作规范正式发布，更为火针的标准化推广应用奠定了良好的基础。本书分为上篇、中篇和下篇。上篇主要介绍火针疗法的源流与现代研究，带领各位读者了解火针的历史沿革及现代研究进展。中篇在火针技术操作规范的基础上，针对火针的针具选择、操作技法等做出详细讲解，使读者真正了解火针这一操作技能。下篇按照火针在临床适应证中的应用情况，依次排列了骨伤科、皮肤外科、内科、妇科病症中火针应用频率较高的疾病，在其治疗方案中突出火针的针刺部位和具体针刺方法，且对于火针之外的针灸方法也有所涉及，使疾病的治疗综合化，有利于提高针灸的临床疗效。与此同时，书中提供了每种疾病火针应用的真实验案，以期切实推进火针在针灸临床中的应用。

　　本书适用于从事针灸专业或康复专业的临床专业人士学习参考。

图书在版编目（CIP）数据

火针疗法 / 贾春生，徐晶主编.—北京：科学出版社，2021.6
ISBN 978-7-03-069104-0

Ⅰ.①火… Ⅱ.①贾… ②徐… Ⅲ.①火针疗法 Ⅳ.①R245.31

中国版本图书馆 CIP 数据核字（2021）第 108995 号

责任编辑：刘　亚 / 责任校对：张小霞
责任印制：李　彤 / 封面设计：北京蓝正广告设计有限公司

科学出版社 出版
北京东黄城根北街 16 号
邮政编码：100717
http://www.sciencep.com

北京虎彩文化传播有限公司 印刷
科学出版社发行　各地新华书店经销

*

2021 年 6 月第　一　版　　开本：787×1092 1/16
2022 年 6 月第二次印刷　　印张：9 1/2
字数：210 000

定价：58.00 元
（如有印装质量问题，我社负责调换）

编 委 会

前　言

　　中医药是一个伟大的宝库，近几年习近平总书记十分注重中医药的发展。2017年，习近平总书记与世界卫生组织总干事陈冯富珍，共同见证中国政府和世界卫生组织签署"一带一路"卫生领域合作谅解备忘录这一伟大时刻，并出席中国向世界卫生组织赠送针灸铜人雕塑仪式。这是每个中医人的骄傲，更是针灸人的骄傲。作为中医人，我们备受鼓舞，更不能松懈对中医药的继承与发展。数千年来，针灸作为中医药的重要组成部分，在人类健康事业上发挥着重要作用。针灸疗法正是凭借着其独有的特色及疗效征服了海内外的患者，使得针灸疗法成为世界医学之林中的一朵奇葩。

　　火针疗法是指将特定针具的针身用火烧红后，迅速刺入一定部位，给身体局部以灼热性刺激，以治疗疾病的方法。火针疗法具有祛寒除湿、消瘀散结、益肾壮阳、宣肺定喘、除麻止痒、清热解毒等多种作用，不但对多种寒热虚实病症有效，而且对多种大毒热邪也有较好的效果。作为一名针灸医师，在用好毫针的同时，一定要学好火针。孙思邈强调："所以学者须深解用针，燔针、白针皆须妙解。"火针名称繁多，正如李时珍《本草纲目·火针》曰："火针者，《素问》所谓燔针、焠针也，张仲景谓之烧针，川蜀人谓之煨针。"其具有扶正助阳、温通经络、祛邪引热等作用。在漫长的历史进程中，火针疗法不断改进与完善，现已成为针灸疗法中不可或缺的一部分，也成为针灸医师提高临床疗效，在用毫针治疗效果不佳时的不二之选。

　　本书由我多年的火针临床经验及精选多名医家的临床经验汇集而成，书名曰《火针疗法》。

　　20世纪80年代初，刚本科毕业的我曾向来校讲学的师怀堂老师学习；80年代中期，在中国中医研究院读研，其间又在贺普仁老师门诊观摩学习。因此，深受两位火针名家影响并感受到火针特有的疗效。在临床中我十分注重火针的运用，将多年所学付诸临床并取得良好的效果，患者均给予高度评价。

　　本书旨在汇集优秀的火针经验，提高临床疗效，使得各阶段、各专业的医师翻开这本书就可应用于临床，方便易学。

　　本书由三大部分组成，第一部分为火针疗法的源流与现代研究，使得读者在临床之余，可以了解火针的前世今生，了解火针的古代及现代的应用及机制。第二部分为火针疗法的针具、操作与注意事项。第三部分重点论述临床各科的火针治疗方法，使得临床医师可以直接应用或为其提供一定参考。本书兼顾了古代历史发展、现代研究成果及本科研团队多年致力于数据挖掘的科研成果，提供定量结果；并结合各论的临床实例，上下篇相互结合，为读者"授人以鱼"的同时"授人以渔"。

　　本书可供针灸临床工作者、医学教师、医学学生使用。本书仓促付梓，虽经多次校对，仍难免有不当之处，还望各位同道批评斧正。

贺春生

2020 年 6 月

目　　录

上篇　火针疗法的源流与现代研究

第一章 火针疗法的历史沿革与现代发展

第一节 火针疗法的历史沿革

火针疗法是指将特定的针具的针身用火烧红后，迅速刺入一定部位，给身体局部以灼热性刺激，以治疗疾病的方法。作为一名针灸医师，在用好毫针的同时，一定要学好火针。孙思邈强调："所以学者须深解用针，燔针、白针皆须妙解。"火针名称繁多，正如李时珍《本草纲目·火针》所说："火针者，《素问》所谓燔针、焠针也，张仲景谓之烧针，川蜀人谓之煨针。"其具有扶正助阳、温通经络、祛邪引热等作用。在漫长的历史进程中，火针疗法不断改进与完善，现已成为针灸疗法中的一朵奇葩，也成为针灸医师提高临床疗效，在用毫针治疗效果不佳时的不二之选。

一、火针的材质及形制

《针灸聚英·火针》记载："本草云：马衔铁无毒。日华子云：古旧铤者好，或作医工针也。武按本草柔铁即熟铁，有毒，故用马衔则无毒。以马属午、属火，火克金，解铁毒，故用以作针。古曰：金针者，贵之也，又金为总名，铜铁金银之属皆是也。"又载："世之制火针者，皆用马衔铁。"《本草纲目·火针》记载："其针须用火箸铁造之为佳。"古代尚有用缝衣针（《外科正宗·火针法》）及金钗（《医学纲目·牙齿痛》）者。高武认为制作火针选用"马衔铁"为材质要优于"火箸铁"。现火针材质多用不锈钢、钨锰合金、钼等。

早在《黄帝内经》中就明确记载了火针的针具及其形制，《灵枢·九针十二原》中载："九针之名，各不同形……九曰大针，长四寸……大针者，尖如梃，其锋微员，以泻机关之水也。"除高武在其《针灸聚英·火针》中记载"川僧多用煨针。其针大于鞋针。火针，以火烧之可用，即九针之中之大针是也"以外，另有现代医学家考证，九针中的大针即为火针。另外，《明史·周汉卿传》云："义乌陈氏子腹有块，扪之如婴，汉卿曰'此肠痈也'，用大针灼而刺之，入三寸许，脓随针进出有声，愈。"此亦可作为佐证。《灵枢·九针论》曰："大针，取法于锋针，其锋微员，长四寸。主取大气不出关节者也。"可见，秦汉时期还常将锋针当作火针治疗疾病。正如《备急千金要方·用针略例》所言："火针亦用锋针，以油火烧之，务在猛热，不热即于人有损也。"《医心方·针例法》曰："董逻曰：燔大癥积用三隅针；破痈肿皆用铍针，量肿大小之宜也；小积及寒疝诸痹及风，皆用大员利针如筵也，亦量肥瘦大小之宜。皆烧针过热紫色为佳，深浅量病大小，至病为度。"于是明代《古今医统大全·九针式》中将九针图中的大针画为锋针。《外科精要·发背治贵在早论》曰："用银篦大寸许，长六寸，烧赤频烙患处。"《医方类聚·陈日华点烙痈疽法》曰："予见人烙疮者甚多，用尖针烙者不得法，用平圆头者为妙，盖要孔穴通透，尖针头细，其口易合，徒耳吓人，针出复合，未必为功，唯用平圆、如锁衡纬铤之类乃妙。"

二、火针的操作方法

查阅古籍，古代火针对操作方法有详细记载，从火针针具、烧针所用的材料、刺法到针后处理均有讲究，但古代火针刺法较为简单，不外两种，即刺法与烙法。

古人对烧针的材料十分讲究，常用麻油、蜡烧或麻油及灯心草、桐油及灯心草联合使用。《刘涓子治痈疽神仙遗论·针烙宜不宜》载：疽初生赤硬……其患处疮头不拘多少，其间须有一个最大者，即是大脓窍，当用熟铁大针头如钗脚者，于麻油灯上烧令热透，插入一寸至二寸。《医心方·针例法》载：德贞常曰……燔针法：董暹曰，凡烧针之法，不可直用炭火烧，针涩伤人也。蜡烧为上，不作黑色瘢也。乌麻、麻子脂为次，蔓青、荏子为下。自外六畜脂并不可用也，皆伤人也。《针灸聚英·火针》载：经曰：焠针者，以麻油满盏，灯草令多如大指许，丛其灯火烧针，频以麻油蘸其针。烧令通红用方有功，若不红者，反损于人，不能去病。烧时令针头低下，恐油热伤手。先令他人烧针，医者临时用之，以免致手热。才觉针红，医即取针。先以针安穴上，自然干，针之亦佳。凡行针点灸相似，以墨记之，使针时无瘥。《本草纲目·火针》载：其法麻油满盏，以灯草二七茎点灯，将针频涂麻油，灯上烧令通赤用之。不赤或冷，则反损人，且不能去病也。其针须用火箸铁造之为佳。点穴墨记要明白，差则无功。《外科正宗·火针法》载：火针之法独称雄，破核消痰立大功，灯草桐油相协力，当头一点核无踪……先将桐油一盏，用灯草六七根油内排匀点着，将针烧红，用手指将核捏起，用针当顶刺入四五分，核大者再针数孔亦妙。《外科正宗·火针法》又载：火针之法胜服药，针蘸桐油火上灼，刺入疮根脓血行，肿消痛止成欢乐……用粗线针二条，将竹面一头劈开，将针离分半许，夹在箸头内，以线扎紧，用桐油灯盏内贮之灯草五根，排入油内点着，将针蘸油烧红，向患顶重手刺入五六分，随出或血或脓。

由于《灵枢》强调微针取代上古砭针，特别是毫针广泛应用后，气针法的范围不断扩大，在临床上占据了绝对的主导地位，而原来的主角——血针、火针逐渐边缘化，甚至被排挤到中医外科和兽医临床。所以研究古代火针的针具、适应证、特定穴等，在兽医文献中有更详细的记载，可以借鉴。《养耕针法全集·新立火针法》载：尝观天下治症之法，固非一端，更不外于针、药二者为最捷耳。然药之效缓，不若针之效速也。又有一等更速之症，仅以针施之，犹嫌其不及，必须灼针以奏效者，名曰火针，故其法不可不讲也。先备硫黄一两，油灯一盏，多把灯草，用针几管，灯上烧红，往硫黄内一淬，针必通红，按定穴道，轮流换针刺之，庶几癀可立消，而病亦退矣。

在上述烧针材料中，已经详细记述了部分刺法内容，现做部分补充。针刺方法主要包括刺法及烙法两种。《灵枢·官针》载：九曰焠刺，焠刺者，刺燔针则取痹也。《灵枢·经筋》载：治在燔针劫刺，以知为数，以痛为输。《备急千金要方·用针略例》载：火针亦用锋针，以油火烧之，务在猛热，不热即于人有损也。隔日一报，三报之后，当脓水大出为佳……大癥块当停针转动须臾为佳。《医方类聚·针烙疮肿法》载：夫疮疽之疾，证候不一，针烙之法，实非小端，盖有浅有深，有迟有速，宜与不宜，不可不辨……疖皮薄，惟用针以决其脓血，不可烙也。如其未成脓以前，不可以诸药贴燋溻渍救疗，以待自消。

《刘涓子治痈疽神仙遗论·针烙宜不宜》载：凡人患发背，先审其甚毒……觉自有脓成，便用火熟铁针，当正头烙之。其针烙，并用麻油灯火上烧令通红，平平烙入可二寸。初用烙针，须从横插入，不得正入，恐烙透膜也。《太平圣惠方·辨痈疽宜针烙不宜针烙法》载：痈则皮薄宜针，疽则皮厚宜烙。古法无烙，唯有针刺烙即火也，亦谓之燔。针劫刺以其有劫病之功也，今用烙法多殊稳，妙于铍针法（本用铍针）。烙法当用火针，如似火箸，磨令小大如枣核圆滑，用灯焰烧，须臾火作炬，数提油烧令赤，皆须近下面烙之。一烙不透，即再之令透。《医方类聚·针烙疮肿法》载：盖疽肿皮厚口小，肿多脓水出不快者，宜用针烙……久久不消，内溃成脓，即当弃药，从其针烙，当用火针，如似火筋磨令头尖，如枣核样圆滑，用灯焰烧，须臾作炬数掘，油烧令赤，于疮头近下烙之，一烙不透，即须再烙令透，要在脓水易出，不假按抑。近代良医，仓卒之际，但以金银铁铤，其样如针者，可通用之，实在泄其毒也，或只以木炭，熟火猛烧通赤，蘸油烙之，尤妙。烙后实者，捻发为纤，虚者以纸为红，于红上蘸药纤之，上以帛摊温热软粘膏药贴之，常令滋润，勿令燥也。

唐朝时期火针法适应证不断扩大，以至于出现了火针治疗专病的专书或专篇，这突出反映在"黄病"及"癫狂病"的治疗上。《备急千金要方》卷十已载有"针灸黄疸法"专篇，其治疗以火针为主。而《点烙三十六黄经》则专以火针点烙（按：大癥块需火针刺入后转动须臾，《医方类聚·针烙疮肿法》及《太平圣惠方·辨痈疽宜针烙不宜针烙法》中指出了外科痈疽类疾病火针刺法和烙法的界限，临床医师不可不知）。

古人在临床中积累了大量的针后处理经验，现摘录如下。《医心方·针例法》载：针讫以烧钉赤，灸上七过佳也，毋钉灸上七壮而以引之佳也，不则大气伏留以为肉痛也。若肉薄之处不灸，亦得大禁水入也。禁冷饮食。疮不发者，欲不作瘢者，脓时粗去之。乍寒乍热者，疮发也。《外科正宗·火针法》载：核内或痰或血，随即流出。候尽以膏盖之；次日针孔必渐作脓，轻者用黄线插之；核坚硬者，用冰蛳散糊打成条，晒干插之，外以糊纸二重封固。次日，其核发肿作痛不妨，乃药气攻入余于内，又至七日外，自然核外裂开大缝，再至七日，其核自落，葱汤洗净，换用玉红膏搽入，外以膏盖，内服益气养荣或十全大补汤加香附、兼戒劳动、气恼、房事、发物、煎炒、海腥等。《外科正宗·火针法》载：以膏盖贴即得轻便，以后渐愈。虚者，兼泄服十全大补汤。

三、适应证

火针疗法的适应证是一个逐渐发展的过程，包括了内科、外科、五官科等病症。晋代以前火针主治病症以外科病为主，尤以痈疽、痹证多见。唐代补充了黄病及神志病，进一步扩大了火针的主治范围，宋代王执中《针灸资生经》将火针疗法创造性地应用于内脏疾病中，如心脾痛、喘、腹寒热气等症，是对火针疗法的一大贡献。明代高武的《针灸聚英》系统全面地论述了火针疗法，对火针疗法的操作方法、适应证、禁忌证均有详细说明。清代吴仪洛的《本草从新》详细阐述了火针治疗眼疾的方法，破除了火针疗法被认为危险、有欠安全的偏见。现将部分文献摘录如下。

《唐国史补》卷中载：故老言：五十年前，多患热黄，坊曲必有大署其门，以烙黄为业者，灞、沪水间，常有昼至暮去者，谓之"浸黄"，近代悉无，而患腰脚者众耳，疑其茶为之也。《备急千金要方·风眩》载：夫风眩之病……困急时但度灸穴，便火针针之，无不瘥者。初得，针竟便灸，最良。《针灸资生经·心痛》载：荆妇旧侍亲疾，累日不食，因得心脾疼，发则攻心腹，后心痛亦应之，至不可忍，则与儿女别，以药饮之，疼反甚，若灸则遍身不胜灸矣，不免令儿女各以火针微刺之，不拘心腹，须臾痛定，即欲起矣，神哉。《针灸资生经·喘》载：舍弟登山，为雨所搏，一夕气闷几不救，见昆季必泣，有欲别之意，予疑其心悲，为刺百会不效，按其肺俞，云其疼如锥刺，以火针微刺之即愈。《针灸聚英·火针》载：凡治瘫痪，尤宜火针，易获功效。盖火针大开其孔穴，不塞其门，风邪从而出。若气针微细，一出其针，针孔即闭，风邪不出，故功不及火针。灸者，亦闭门赶贼，其门若闭，邪无出处故也。

《灵枢·官针》载：病水肿不能通关节者，取以大针。《黄帝内经太素·九刺》载：九曰焠刺。焠刺者，燔针即取痹也。《重楼玉钥·针法主治歌》载：火针主刺周身病，淫邪溢于肌体中，为风为水关节痹。关节一利大气通。火针者，即古人之燔针也。凡周身之淫邪，或风或水溢于肌体，留而不能过于关节，壅滞为病者，以此刺之，使关节利大气通，则淫邪壅于经络，风虚肿毒伤于肌体者，皆可去也。《本草纲目·火针》载：主治：风寒筋急挛引痹痛，或瘫缓不仁者，针下疾出，急按孔穴则疼止，不按则疼甚。《备急千金要方·痈疽》载：凡用药贴法，皆当疮头处，其药开孔，令泄热气。亦当头以火针针入四分，即瘥。《外科正宗·火针法》载：治鱼口、便毒、横痃等症，用行药不得内消者。《养耕针法全集·新立火针法》载：但此针之法，只可用于缠颈癀、笤箕癀、鸡心癀，以及托腮癀等症，周围用此火针圈之而可耳。其余别症决不可乱用。学者细心悟之，切不宜因有斯法而一概行之。《本草纲目·火针》载：痈疽发背有脓无头者，针令脓溃，勿按孔穴。《备急千金要方·九漏》载：诸漏结核未破者，火针针使著核结中，无不瘥者。《外科正宗·火针法》载：治瘰疬、痰核生于项间初起坚硬，或如梅李，结聚不散，宜用此法针之，插药易消。《医心方·针例法》载：燔大癥积用三隅针；破痈肿皆用铍针，量肿大小之宜也；小积及寒疝诸痹及风，皆用大圆利针如遵也，亦量肥瘦大小之宜。皆烧针过热紫色为佳，深浅量病大小至病为度。《针灸聚英·火针》载：若风湿寒三者，在于经络不出者，宜用火针，以外发其邪，针假火力，故功效胜气针也。破痈坚积结瘤等，皆以火针猛热可用。《本草纲目·火针》载：癥块结积冷病者，针下慢出，仍转动，以发出污浊。《明史·周汉卿传》载：义乌陈氏子腹有块，扪之如婴，汉卿曰"此肠痈也"，用大针灼而刺之，入三寸许，脓随针进出有声，愈。

《本草从新》卷十五火土部载：肝虚目昏多泪，或风赤及生翳膜，头厚生病，后生白膜、失明或五脏虚劳，风热上冲于目生翳，病亦熨烙之法，其法用平头针、如孔大小，烧赤轻轻当翳中烙之，烙后翳破，即用除翳药敷之矣。

《备急千金要方·风癫》载：第五针，在外踝下白肉际足太阳，名鬼路，火针七锃，锃三下。第六针，大上入发际一寸，名鬼枕，火针七锃，锃三下。第七针耳垂下五分，名鬼床，火针七锃，锃三下……第十针直鼻上入发际一寸，名鬼堂，火针七锃，锃三下……第十二针尺泽横纹外头接白肉际，名鬼臣，火针七锃，锃三下。

《黄帝内经太素·经筋》载：焠刺者，刺寒急，热则筋纵，毋用燔针。《黄帝内经太素·三变刺》载：刺布衣者必火焠，刺大人者药熨之。

四、注意事项

《金匮玉函经·辨不可火病形证治》中提出营气虚或阴阳俱虚者禁刺：太阳病，医发其汗，遂发热恶寒。复下之，则心下痞，此表里俱虚，阴阳气并竭，无阳则阴独，复加火针，因而烦。面色青黄肤𣀮者，难治。今色微黄，手足温者愈。伤寒加温针必惊。阳脉浮，阴脉弱者，则血虚，血虚则筋惕，其脉沉者，营气微也。其脉浮，而汗出如流珠者，卫气衰也。营气微者，加烧针，血留不行，更发热而烦躁也。《金匮玉函经·辨病可灸证》提出针后注意防寒保暖：烧针令其汗，针处被寒，核起而赤者，必发贲豚。气从少腹上冲者，灸其核上一壮，予桂枝加桂汤。

《备急千金要方·用针略例》及《本草纲目·火针》明确提出火针禁刺部位："巨阙、太仓、上下脘，此之一行有六穴，忌火针也""凡面上及夏月湿热在两脚时，皆不可用此"。

《医心方·针例法》提出火针后应禁冷饮食：针讫以烧钉赤，灸上七过佳也，毋钉灸上七壮而以引之佳也，不则大气伏留以为肉痛。若肉薄之处不灸，亦得大禁水入也。禁冷饮食。疮不发者，欲不作瘢者，脓时粗去之。乍寒乍热者，疮发也。

《医方类聚·针烙疮肿法》提示火针针刺应注意深浅：夫疮疽既作，毒热聚攻，蚀其膏膜，肌肉腐烂，若不针烙，毒气无从而解，脓瘀无从而泄，遇时不烙，反攻其内，内既消败，欲望其生，岂可得乎？嗟乎！此疾针烙取瘥，实为当理，然忌太早，亦忌稍迟。尝见粗工，不审其证浅深，妄施针烙之法，或疮深针浅烙，毒气不得泄，以致内溃；或疮浅烙深，误伤良肉，筋骨腐烂；或抑擦燃动，加益烦痛；或针之不当，别处作头；或即时无脓，经久方溃，遂使痛中加痛，真气转伤。详其所由，不遇良医也。以此推之，凡用医者，不可不择，纵常医疗之得痊者，幸矣。《针灸聚英·火针》亦有针刺深浅的相关记载：穴道瘥，则无功。火针甚难，须有屠儿心剀子手，方可行针。先以左手按定其穴，然后针之。切忌太深，深则反伤经络，不可太浅，浅则治病无功。但消息取中也。凡大醉之后，不可行针。不适浅深，有害无利。凡行火针，必先安慰病人，令勿惊心……凡行火针，一针之后，疾速便去，不可久留。寻即以左手速按针孔上，则疼止，不按则疼甚。凡下针，先以手按穴，令端正，频以眼视无差，方可下针。烧针之人，委令定心烧之，恐视他处，针冷治病无功，亦不入内也……火针亦行气，火针惟假火力无补泻虚实之害，惟怕太深有害，余则无妨。针者，有浅有深，有补有泻，候气候邪之难，不可误行。恐虚者反泻，实者不宣，又以为害。《本草纲目·火针》亦有载：凡用火针，太深则伤经络，太浅则不能去病，要在消息得中。

《针灸聚英·火针》提出夏季慎用火针：人身诸处皆可行针，面上忌之。凡夏季，大经血盛皆下流两脚，切忌妄行火针于两脚内，及足则溃脓肿疼难退。其如脚气多发于夏，血气湿气，皆聚两脚。或误行火针，则反加肿疼，不能行履也。当夏之时，脚气若发，药治无效，不免灸之。每一穴上但可灸三壮。劫其病退，壮数之年亦不苦，溃肿脓疮亦易平（按：烧针法仲景以前多用之以致祸，故伤寒书屡言之。如曰：用烧针必惊，烧针令汗，针处被寒，核起发奔豚，加烧针因胸烦之类。今世或用以出痛脓为便）。《本草纲目·火针》曰：凡面上及夏月湿热在两脚时，皆不可用此。

《医心方·针例法》提示应根据不同病情选择不同针具：燔大癥积用三隅针；破痈肿

皆用铍针，量肿大小之宜也；小积及寒疝诸痹及风，皆用大圆利针如遵也，亦量肥瘦大小之宜。皆烧针过热紫色为佳，深浅量病大小至病为度。

近年来，以火针为主题的书籍如雨后春笋般涌现，其中在火针历史沿革部分，或按时间顺序书写，或按所含不同类型火针内容书写，或按火针发展阶段书写。是否可以写一篇不同以往的历史沿革，既忠于经典文献，又贴近并服务于针灸临床。笔者在撰写本部分时，尤其忠于文献原文，凸显了对历史及历史文献的尊重。大量文献的散佚及文献传抄补录等问题，已使今人不知书中内容的由来，即使在其书中注明出处，也可能并非一次文献，或非善本。本篇所引条文均来源于黄龙祥所著《中国针灸刺灸法通鉴》[1]及《针灸名著集成》[2]，以保证引用条文的科学性和准确性。

通过对以上经典文献的梳理，我们发现古人对火针疗法积累了大量经验，需要我们仔细研读与发掘，一定对临床大有裨益。当然，时代在发展，科学在进步，我们也不能墨守成规，还需"承古纳今、正本创新"，火针疗法也紧跟时代步伐，针具、刺法、适应证等均有不同程度的发展，具体发展情况，详见本章第二节"火针疗法的现代发展"。

第二节　火针疗法的现代发展

火针的现代发展在上述提到的火针相关书籍中均有提及，但多采用时间发展顺序及各医家对针灸领域所做出的贡献进行书写，本书再如此书写无非重复上述工作，意义不大，也未见得写得优于其他医家。故本书仍如上篇一样，采用分模块的方式进行书写，本书在黄龙祥《中国针灸刺灸法通鉴》的基础上，进行增补整理，据现代期刊及书籍文献，对火针针具、操作方法、治疗范围及治病原理进行了汇总归纳，以期读者眼前一亮，使内容更加直观明了。

一、火针针具的现代发展

毫火针是在火针的基础上发展起来的，是火针功能的延伸与创新。刘恩明[3]认为毫火针借火之力，速入穴下，出留自如。出犹火针速刺之法，留如毫针驻于穴中，故而毫火针囊括火针与毫针之功能，不但具有火针的特性，还具有毫针的特性。因此毫火针是两种不同质量的物理刺激方式的结合。毫火针避火针与毫针之短（火针粗则痛甚，毫针细则气少），取火针与毫针之长（火针挟火气盛，毫针纤细痛微），兼有火针、毫针的双向功能，尤其擅长以经取穴，留于穴中，与阿是穴相呼应，共振正气。刘氏火针自成一派，著有《刘氏火针特色治疗》一书。

三棱火针也是一种现代火针针具，文治军等[4]采用三棱针在酒精灯上烧红尖部，快速点刺鸡眼或疣中心，运用雀啄手法，小者浅刺，大者深刺，以不损伤正常组织为限。

郑学良[5]采用不锈钢自控弹簧火针治疗运动性腰扭伤85例，针体直径为1.5mm，待针尖在灯上烧至红而发亮时刺入腰阳关、承山穴2～3mm，疾刺快出。

此外，郑学良等[6]还应用电火针治疗腰痛。电火针的特点是结构新颖，交、直流电源两用，体积小、携带方便，针尖上热快、针温恒定、中穴准确，多功能针尖可调换，针刺深浅随意调整，开关应手，通、断电自如，安全可靠等。其将分两组取穴，一组委中、肾俞、腰眼；二组昆仑、气海俞、志室。两组交替，将火针通电至针尖与针体变红，入穴3～5mm，速进疾出。

徐笨人[7]常应用便携式电子火针治疗寻常疣、色素痣、乳头状瘤、扁平疣、角化瘤、皮脂腺瘤、鸡眼等，均获显效。操作方法：接通电源，打开电子火针治疗仪指示灯，手持火针针柄，指按开关待火针头部发热变红后即可操作。治疗寻常疣、鸡眼等，将火针对准病变中心部位迅速烧灼至基底部乳头状瘤，先用镊子将乳头状物往外牵拉，再将火针烧红横放，从根部切割，数秒钟即可割除。

李平[8]在针刀医学和软组织外科学理论的指导下，对针刀技术做了一些新的、有益的探索和尝试，对针刀器械的外形进行了改良，在保留针刀剥、铲、切、割等原有功能的基础上，引入艾的温热效应，发明火针刀，从而提高了针刀闭合手术对组织松解的效果，减少了针刀手术后的组织渗血，降低了疾病的复发率。

王卫红等[9]采用山东大学科教仪器厂生产的JZ-30 Ⅱ型激光火针治疗机对60例痹证患者进行治疗，疗效显著。激光火针疗法的治疗思路是巧妙地通过机体对激光烧灼穴位引起的应激反应，来改变病变关节对抗原抗体复合物的免疫耐受状态，因而疗效较好。

"多功能火针"属于中医传统针灸用具中的火针范畴，原名"多功能美容针"，由成都杨世禄发明，并于1996年、2002年获得国家专利，一套六枚，原是专门为美容需求而研发的[10]。2001年佛山市中医院刘继洪引进此技术用于临床获得成效，特别是结合火针耳穴的应用，达到内调外治、标本同治的目的，提高了防病治病的效果，同时也丰富了耳穴的治疗方法。其治疗痤疮、睑黄瘤、带状疱疹等皮肤常见病及一些痛证劳损、内分泌失调等急慢性疾病取得了较好的效果[11]。多功能火针共有六种：平头火针、尖头火针、限位火针、锯齿铲火针、三角火针、环形火针。

国医大师贺普仁[12]根据临床需要，从材料、造型、规格等方面对火针进行了改革。贺氏火针所用材料是钨锰合金。其规格和形状根据不同治疗用途分为五种：细火针、中粗火针、粗火针、平头火针和多头火针。

师氏火针[13]由原山西省针灸研究所所长师怀堂发明，经过师老60年临床摸索和不断总结，现已基本定型。师氏火针依其外形有十二种针具：尖头细火针、尖头中火针、尖头粗火针、圆平头细火针、圆平头中火针、圆平头粗火针、三头火针、火镵针、火铍针、火鍉针、火钩针和扁平头火针。

二、火针刺法的现代发展

唐远信等[14]发明蘸油刺，以针尖蘸油（虎油、豹油或老母猪油）在灯上烧红，快速刺入所选穴位或阿是穴迅速出针，治疗神经性头痛、神经性皮炎、慢性腰肌劳损、风湿性关节炎及类风湿关节炎，总有效率达96%。

郑学良等[15]治疗神经性皮炎，将火针插入电加热器内，使之烧红，垂直快速点刺肺俞、心俞、膈俞，效果良好。

吴乃桐[16]治疗四肢湿疹采用半刺法，左手持灯，右手持三头火针（山西省针灸研究所研制九针之一）在灯上烧至白亮，对准患处行半刺法，然后用干棉球蘸苦参酊外涂。

梁秀瑛等[17]治疗瘰疬，左手拇、示指固定核体，右手持火针（长6～8cm，直径2mm）

或三棱针在灯上烧红至白亮，对准核体中央成 90°迅速刺入，深度以核体高度 2/3 或 3/4 为宜，到达深度后迅速退针，仅刺一针。1 周后遵上法在核体侧缘成 45°再用火针刺治。如此每隔 1 周从核体上下左右各刺一次。

毫火针的针法清晰、灵活、简练，在临床上有三种针法：一是闪刺法，速进疾出仅用 0.5 秒；二是顿刺法，速进缓出，滞留数秒；三是留刺法，速进憩出，深抵穴中留针数分钟至十几分钟，留刺既有毫针的机械刺激，又能延长火针良性刺激效应，保证了疗效，因此是毫火针的主要刺法。

有独特刺法体系的当属师怀堂，师老根据 60 年临床实践不断总结，共计有十二种刺法。不同针具治疗不同疾病，采用不同刺法。①点疾刺：火针在酒精灯上烧好后，在人体表皮轻点即刻提离人体。并由助手以消毒干棉球轻按针孔以止痛。尖头、平头、三头和火鍉针多用此刺法。②点留刺：火针在酒精灯上烧至通红后，轻点人体表皮，待针冷后，提离人体。尖头、平头、三头和火鍉针亦可用此刺法，较点疾刺温经作用更强。③浅疾刺：火针在酒精灯上烧至通红后，轻刺入皮下 0.1～0.2 寸[①]，即刻拔出火针并由助手以消毒干棉球轻按针孔以止痛，尖头粗、中、细火针可用此刺法。其作用较点刺为强。④浅留刺：火针在酒精灯上烧至通红后，轻刺入皮下 0.1～0.2 寸，稍待片刻，待针冷后，拔出。由助手以消毒干棉球轻按针孔以止痛。尖头各种火针多用此法。其作用较浅疾刺强。⑤深疾刺：火针在酒精灯上烧至通红后，刺入皮下肌肉 0.5～1.5 寸，即刻拔出，并轻按针孔止痛。尖头诸火针用此法。病邪较深，体质壮实者用此法可于短期见效。⑥深留刺：火针在酒精灯上烧至白亮后，刺入皮下肌肉 0.5～1.5 寸，稍待片刻，待针冷后，拔出，并以消毒干棉球轻按针孔。尖头诸火针适用此法。病邪较深，而阳气虚弱者，用此法可迅速温补阳气，抗邪外出。⑦割刺：火镵针和火铍针在酒精灯上烧好后，对施治部位进行割治。此法多用于治疗脓肿、痔瘘等外科疾病。⑧勾刺：火钩针在酒精灯上烧至通红，将体表或其他部位的赘生物用镊子或止血钳提起，用烧好的火钩针在根部一勾即可将赘生物取下。⑨旋烙刺：在用火针割刺、勾刺后，若局部有出血时，以火鍉针在酒精灯上烧好，点按在出血局部，在点按的同时顺时针旋转 1～3 圈，将火针提起拿开。若出血面较大，可边旋转边向其他部位移动。⑩刮刺：对于比较表浅而面积较大的蝴蝶斑等，可用烧好的火镵针或火铍针轻刮其表面，使其脱落。⑪隔物点刺法：于施治腧穴部位外敷伤湿止痛膏、姜片或放置其他药物，将火针烧红于药物上轻点，留待片刻，将火针提离药物。再烧火针、再点，如此数次，切记不可穿透药物。隔物点刺法依所用药物不同而具有不同的治疗作用，如伤湿止痛膏具温经散寒、除痹止痛之功。师老于临床中多用此法，因此法取材方便而经济，且可从一定程度上缓解患者使用火针的恐惧心理。⑫硫黄火针刺：选用粗、中、细火针和三头火针，并备药用硫黄一块。火针在酒精灯上烧好后，将针身迅速在硫黄块上蹭一下，此时火针会带有蓝色火焰，随即将火针刺入施治穴位，迅速出针，并由助手用干棉球按压针孔以止痛。

另外，国家已经制定了火针标准刺法。①点刺法：在腧穴上施以单针点刺的方法。②密刺法：在体表病灶上施以多针密集刺激的方法，每针间隔不超过 1cm。③散刺法：在体表病灶上施以多针疏散刺激的方法，每针间隔 2cm 左右。④围刺法：围绕体表病灶周围施以

---

① 全书中的寸指同身寸。

多针刺激的方法，针刺点在病灶与正常组织交界处。⑤刺络法：用火针刺入体表血液瘀滞的血络，放出适量血液的方法。

三、功效及治疗范围

火针疗法具有祛寒除湿、消瘀散结、益肾壮阳、宣肺定喘、除麻止痒、清热解毒等多种功能，不但对多种寒热虚实病症有效，而且对多种大毒热邪也有较好的效果。它的刺激效应源于针刺激和热刺激两个方面。

现代应用火针治病范围有了大幅度扩展，除对上述神经性头痛、瘰疬、风湿性关节炎、类风湿关节炎、肩周炎、腰痛、腰扭伤、血管瘤、乳头状瘤、皮脂腺瘤、角化瘤、腱鞘囊肿、扁平疣、色素痣、神经性皮炎、湿疹、鸡眼、痔、急性乳腺炎等疾病治疗效果显著外，还对小儿咳喘、小儿久泻、急性淋巴管炎、前列腺增生、尖锐湿疣、肛裂、顽固性下肢溃疡、痤疮、睑腺炎等疾病有很好疗效。

另外，2009 年国家颁布的《针灸技术操作规范 第 12 部分：火针》[18] 给出火针明确的适应证。内科病症包括头痛、眩晕、不寐、痹证、发热、面肌痉挛、面痛、面瘫、哮喘、中风、高血压、痛风、痿证、脘腹痛、胁肋疼痛、肠炎、呃逆等。外科骨伤科病症包括扭伤、腰腿痛、腰椎病、关节炎、腱鞘囊肿、网球肘、筋膜炎、颈椎病、代偿性骨质增生、痄腮、静脉曲张、胎记、痔疮等。妇科病症包括乳腺炎、乳腺增生、痛经、月经不调、子宫肌瘤、卵巢囊肿、外阴白斑等。皮肤科病症包括湿疹、皮炎、带状疱疹、黄褐斑、痤疮、银屑病、荨麻疹、神经性皮炎、白癜风等。五官科病症包括睑腺炎、牙痛、舌肿、咽喉肿痛、鼻息肉、过敏性鼻炎等。

四、火针疗法临床应用病种特点数据挖掘研究

贾春生教授研究团队多年致力于刺灸法效应特异性研究，2011 年进行了基于数据挖掘技术的火针疗法临床应用病种特点研究[19]，研究以收集到的医籍、医案、期刊中报道的火针治疗疾病种类为样本数据，主要采用数据挖掘技术中的关联规则方法，计算频繁项集，运用自主研制的火针文献数据库平台，提取并归类总结相关内容信息，进行火针治疗应用病种规律的挖掘。研究结果发现，火针治疗共涉及 6 个疾病科属，外科疾病出现频次最高，其次为皮肤科疾病与内科疾病。期刊文献中涉及火针治疗的 11 种病，以治疗痹证、蛇串疮较多见，火针疗法总有效率：儿科 99.46%、五官科 98.65%、外科 97.32%、皮肤科 96.66%、妇科 96.34%、内科 93.95%。医案文献中涉及 97 种疾病，除痹证、蛇串疮外，疣目较多见。医籍文献中涉及 94 种疾病，内科病种最多，为 32 个。数据挖掘结果表明，火针疗法广泛应用于临床各科疾病中并取得了较佳疗效，较多应用于外科（以骨伤科和普通外科为主）、内科（以神经内科、消化内科为主）、皮肤科等疾病中，五官科、妇科、儿科疾病也有用及。

参 考 文 献

[1] 黄龙祥. 中国针灸刺灸法通鉴 [M]. 青岛：青岛出版社，2004.

[2] 黄龙祥. 针灸名著集成 [M]. 北京：华夏出版社，1996.

［3］刘恩明. 刘氏毫火针特色治疗［M］. 北京：人民军医出版社，2011.

［4］文治军，高海友，李洪林，等. 火针点刺治疗鸡眼、疣 118 例［J］. 中国针灸，1994，（S1）：326-327.

［5］郑学良. 火针治疗运动性腰扭伤［J］. 上海针灸杂志，1990，（2）：48.

［6］郑学良，黄晖，顾悦善. 电火针治疗腰痛［J］. 中国中医骨伤科杂志，1989，5（3）：25.

［7］徐笨人. 便携式电子火针治疗皮肤病 1268 例疗效观察［J］. 中国针灸，1988，（4）：6-7.

［8］李平. 火针刀技术的探讨［J］. 针灸临床杂志，2013，29（2）：48-49.

［9］王卫红，刘刚. 激光火针治疗痹证 60 例临床分析［J］. 中国针灸，2000，（12）：26.

［10］杨世禄. 介绍一种新型医疗、美容两用的多功能美容针具［C］. 世界针灸学会联合会、世界卫生组织、中国中医科学院、北京市中医管理局. 世界针灸学会联合会成立 20 周年暨世界针灸学术大会论文摘要汇编，2007：664-665.

［11］刘继洪，陈月娥，宋少英，等. 多功能火针配合耳穴贴压治疗中重度寻常性痤疮疗效观察［J］. 上海针灸杂志，2016，35（5）：555-557.

［12］陈冰，李丽娜. 贺氏火针疗法的临床应用［J］. 中国针灸，1998，（4）：3-5.

［13］田文海. 新九针火针疗法［M］. 太原：山西科学技术出版社，2007.

［14］唐远信，江国珍. 火针治疗常见病 50 例［J］. 中级医刊，1989，（2）：56.

［15］郑学良，黄晖. 火针治疗神经性皮炎［J］. 中国针灸，1990，（2）：53.

［16］吴乃桐. 火针半刺法治疗四肢湿疹 58 例［J］. 中国针灸，1994，（S1）：325.

［17］梁秀瑛，于晓竹. 火针治疗瘰疬 27 例［J］. 中国针灸，1994，（S1）：327-328.

［18］中国针灸学会. 中华人民共和国国家标准：针灸技术操作规范第 12 部分：火针 GB/T 21709. 12—2009 ［S］. 北京：中华人民共和国国家质量监督检验检疫总局/中国国家标准化管理委员会，2009：2.

［19］覃亮，贾春生，王建岭，等. 基于数据挖掘的火针刺法临床应用病种特点研究［J］. 针刺研究，2011，36（6）：442-448.

第二章　火针疗法的临床作用及现代机制研究

第一节　火针的中医临床作用

火针的治疗机制决定了火针的临床作用。火针的治疗机制在于通过温热的刺激来疏通经络，通过温通经脉以活血行气，调节脏腑以激发人体阳气、鼓舞正气，最终达到扶正祛邪、调节阴阳的目的。将火针的治疗作用进行总结，可以大致分为以下四个方面。

一、扶正祛邪、温阳散寒

疾病的发生，关系到人体正气和邪气两个方面的因素。《素问遗篇·刺法论》说："正气存内，邪不可干。"疾病的过程就是邪正斗争的过程，所以治疗疾病的原则就是扶正祛邪。邪气是指对人体有害的各种病因，如外感六淫、内伤七情、痰饮、瘀血、食积等。火针疗法不仅具有扶正的作用，亦有祛邪之功，这同样是由火针的温热性质所决定的。邪气分为有形之邪与无形之邪。水湿痰浊、痈脓、瘀血等多属有形之邪，易于凝聚，这些病理产物一旦形成，就会阻滞局部气血而出现各种病症，且这类病症采用常规治法往往难以奏效，火针则具有独特优势。火针本身针具较粗，加之借助火力，出针后针孔不会很快闭合，这些有形之邪可从针孔直接排出体外，邪气祛除，使顽症得解。外感六淫多属无形之邪，如风寒外袭，肺失宣降，火针可以通过温热刺激腧穴经络，温散风寒、驱邪外出，邪气散则肺气宣发肃降调和；如寒湿侵入，痹阻经络，火针借其火力，可温化寒湿、疏通气血，气血行、经络通则疾病除[1]。

火针具有温热作用，可以助阳，人体如果阳气充盛则温煦有常，脏腑功能得以正常运转。火性属阳，火针能借火的温热作用，振奋人体阳气，人体阳气充盛，温煦有常，阴寒得散，脏腑功能得以正常运行，则脉络调和、气机疏利、津液运行，故火针可以治疗阳虚所导致的各类虚寒证。例如，用火针点刺肾俞、命门等穴，可起到益肾壮阳的作用，使肾经气血畅通，气化功能加强，可用于治疗肾阳虚导致的腰痛、阳痿、遗精等；又如，脾胃阳虚则可出现胃脘痛、胃下垂等疾病，用火针点刺足三里、内关、脾俞、中脘等穴，可使脾胃经脉气血畅行，温运中焦，振奋阳气，祛除寒邪，使脾胃运化之功得以恢复，消化、吸收、升降功能趋于正常，使胃脘痛、胃下垂得以治愈；再如，心阳虚则胸痛、心悸，火针刺激心俞、内关及心前区等部位，可壮心阳、益心气，使胸痛、心悸症状缓解[1, 2]。

二、温通经络、行气活血

《灵枢·海论》中有言"十二经脉者，内属于腑脏，外络于肢节"，经络具有运行气血、沟通机体表里上下、调节脏腑组织功能活动的作用，一旦经络气血失调，就会引起各种病变。因此，疏通经络一直是针灸治疗的重要法则，毫针即具有这一作用，火针则通过对针体的燃烧加热，使得疏通之力更强。火针具有针和火的双重作用，热力透达，可疏通经络中壅滞之气血，使得气血运行通畅，以调整脉络，增加局部血液供给而濡养筋脉，筋得血养柔而不拘，起到温经通络、祛瘀止痛的作用，正如《景岳全书·外科钤上·论灸法》所云"凡大结大滞者，最不易散，必欲散之，非借火力不能速也，所以极宜用灸"。经络不通，气血阻滞，可引起疼痛。火针可以温通经脉，鼓动人体阳气，行气活血，使脉络调和、气机疏利、津液运行、血行经通，可用于治疗由于经络阻滞，气血运行受阻，经络不通，筋肉失于濡养所致的肌肉痉挛、麻木、瘙痒、偏瘫、抽搐及各种痛证。

三、清热解毒、引邪外达

火性属阳，阳可升散，开泄畅达，而火针疗法有引气和发散之功，温通之性强而力量集中，能直达肌肤筋肉，因而可使火热毒邪外散；引热外达，清热解毒，即"以热引热""火郁发之"。火针本身针具较粗，温通力量大，一方面，可强力疏通经脉，有形之邪可随气血流通而散去；另一方面，火针出针后针孔不会很快闭合，风邪和有些有形之邪可从针孔直接排出体外，即所谓"开门驱邪"[1]。正如《针灸聚英·火针》云："盖火针大开其孔穴，不塞其门，风邪从此而出""若风寒湿之气在于经络不出者，宜用火针以外发其邪"。火针治疗后机体都留下针眼，可使邪气从针孔而出，达到驱邪安正的目的，因此，火针可以从内、外两个方面散邪驱邪。火针自唐代孙思邈起开始运用于外科热证，如疮疡痈疽、瘰疬痰核等。火针治疗热证，古人有"以热引热"的理论，明代龚居中《红炉点雪》认为"热病得火而解者，犹如暑极反凉，乃火郁发之之义也"。实际上，火针一方面可以通过上述的散邪作用而散热，另一方面还可以通过刺血而泄热。临床常用于治疗蛇串疮、乳痈、痄腮等多属热毒内蕴的疾病[3]。

四、消癥散结、生肌敛疮

火针可以治疗气血、痰、湿等各种病理障碍积聚凝结而成的肿物、包块，无论在体表，或聚结在体内，均有不同程度的疗效。同时火针可以使局部气血运行加快，气血通畅，从而加速其消散，临床上常用于治疗腱鞘囊肿、瘿瘤、瘰疬、脂肪瘤、子宫肌瘤、纤维瘤、疣、痣等病症。对于一些久治难愈的疮口如慢性溃疡、破溃的瘰疬、臁疮等，火针可起到独特的生肌收口之效。因火针温通经络、益气活血，使疮口周围瘀滞的血液因经脉畅通、循环加速而易于消散，病灶周围组织营养得到补充，从而可以促进组织再生，加快疮口愈合[1, 4]。

火针除了以上作用外，还有升阳举陷、祛风止痒、宣肺定喘、健脾利湿等作用[3]。简而言之，机体无邪时，火针可助阳扶正；机体有邪时，火针可散邪驱邪。火针对机体的刺激量较大，也可用来刺血，因此，火针虽属温通疗法，但也兼有强通疗法的性质。所以，火针疗法是针灸治疗疑难杂症、重症痼疾的有效方法。

第二节　火针疗法的现代机制研究

相对于较为丰富的火针临床研究来说，有关火针现代机制的研究资料较少。我们收集了为数不多的火针疗法对疾病及其局部组织的干预作用的资料，虽不能全面而充分地体现火针疗法的现代机制，仍希望能够启发同道研究火针疗法现代机制的思路。

一、对局部微循环的作用

通过对针刺局部红外热象图的观察，经火针治疗后病变部位的温度明显提高[5]。火针能提高血管内皮生长因子及6-酮-前列腺素$F_{1\alpha}$的含量，通过诱导新生血管的形成，增加病灶局部微血管数目，舒张血管和抗血小板聚集，从而改善血液循环[6, 7]。

火针能够改善甲襞微循环，使血管管袢增粗，血流速度加快，局部血流量增加[8, 9]。

通过测定血清一氧化氮和血管内皮素的水平还发现，火针针刺胃黏膜损伤豚鼠"中脘"穴可恢复和促进其血清一氧化氮和血管内皮素的生成、释放，使胃黏膜血管逐渐舒张，血流量增加，从而促进新陈代谢，加快黏膜修复[10]。

火针治疗慢性软组织损伤的实验研究发现，火针携高温直达病所，针体周围微小范围内的病变瘢痕组织被灼至炭化，粘连的组织得到疏通松解，局部血液循环状态随之改善[11]。

刺血疗法是最直接的改善微循环的方法。通过针刺放出血管内的部分血液，能调整血管内的血容量和血液黏稠度，加速微循环通路中的血液流动，改善血管壁缺氧的状态，从而促使血管内皮细胞的修复，恢复血管平滑肌的功能[12]。对下肢浅静脉曲张的患者施以火针刺血，能改善下肢局部血液循环，降低循环阻力，减少局部瘀滞血液的流量，也能降低静脉压，减轻血柱重力，继而使相对关闭不全的瓣膜恢复功能。同时，火针针刺局部对血管壁本身的修复也有促进作用[13]。

对接受体外受精-胚胎移植的女性患者在排卵后1日和月经前3日行火针干预，可以改善其月经症状，增加子宫内膜厚度，改善宫腔的血流环境，进而辅助胚胎着床[14]。同时，通过促进盆腔局部的血液循环，改善组织的营养状态，提高新陈代谢速度，有利于炎性物质的吸收和消退，从而改善盆腔炎症[15]。

二、对局部炎症反应的作用

火针治疗大鼠类风湿关节炎模型，可通过对内分泌系统及细胞因子白细胞介素（IL）-1和肿瘤坏死因子（TNF）的调节消除或改善局部组织水肿、渗出、增生等病理变化，促进局部组织血液循环，增强机体的免疫功能，促进代谢与细胞修复[16]。另外，火针干预类风湿关节炎模型后，血清皮质醇也有显著升高[17]。

对大鼠急性痛风性关节炎模型的踝关节肿胀最高处，施以火针点刺放血 3 次，能显著降低踝关节肿胀度，且关节滑膜中 IL-1β、IL-6 和 TNF 含量明显降低[18]。

还有研究显示，火针刺激新西兰大白兔膝骨关节炎模型的犊鼻、内膝眼，可能通过降低血清中异常升高的基质金属蛋白酶 1 水平，调节基质金属蛋白酶 1 和金属蛋白酶组织抑制剂 1 的比例关系，调节细胞外基质的降解过程及影响 Wnt 信号通路，从而减缓软骨退变的进程[19]。

三、对机体免疫功能的作用

火针的灼热刺激会促使皮肤局部充血或红、热、痛及轻微的水肿，由于热力刺激伤及表皮与真皮乃至肌层，使该部位附近的血管扩张、血管壁的渗透性增强、血浆渗出管壁，从而增强了机体的应激性。故火针的作用机制与皮肤的免疫作用也有关。研究显示，用火针治疗类风湿关节炎，确有使血液中抗体增强的作用。另外，当火针治疗导致皮肤受损时，会释放组胺样物质，变性的受损组织逐步溶解成异体蛋白，身体吸收这些异体蛋白时呈现全身性的反应，如白细胞计数增高、血糖升高、血清中补体和凝集素等增加的现象[20, 21]。白细胞是血液中有形成分的重要组成部分，是机体的"卫士"，其中中性粒细胞属于吞噬细胞系统，是机体发生急性炎症时的主要反应细胞。火针治疗后，除增强局部血液供应外，还可促进白细胞渗出并提高其吞噬能力，促使炎症消退，并使炎症局限化[22]。

在机体对抗水痘-带状疱疹病毒的初次感染及再活化过程中，T 细胞免疫发挥着重要的作用。Th1 细胞主要分泌 IL-2、IL-12、干扰素（IFN）-γ 和 TNF-β 等，主要与细胞免疫相关。Th2 细胞主要分泌 IL-4、IL-5、IL-6 和 IL-10，与体液免疫相关。正常情况下，Th1 和 Th2 之间是一种互相制约和转化的状态，一般处于一种相对的平衡中，这种动态平衡使得人体能够表现出正常的生理状态。用水痘-带状疱疹病毒的抗原在体外对患者的 T 细胞进行刺激，可以引起包括 IL-2、IFN-γ、TNF-α、IL-10、IL-12、IL-14、IL-5 等多种细胞因子的产生。这些细胞因子含量的高低反映了 Th1、Th2 的反应。在急性期，患者血清 IL-2/IL-10 倒置，IL-2 水平明显降低，而 IL-10 升高，显示 Th2 占优势，表明机体细胞免疫受抑制，抵御病毒的能力降低，带状疱疹发生。运用火针点刺带状疱疹皮损处及相应夹脊穴等，通过改善患者的细胞免疫，使 Th1/Th2 向 Th1 漂移，可使带状疱疹在早期向愈，更快地达到缓解疼痛、改善症状、缩短病程的目的[23]。

研究还显示，对晚期非小细胞肺癌化疗患者施以火针四花穴干预，治疗后 Th1 相关细胞因子 IL-2、IFN-γ 的浓度升高，Th2 相关细胞因子 IL-4、IL-10 的浓度降低，通过提高 Th1 细胞亚群功能、降低 Th2 细胞亚群功能，调整 Th1 / Th2 平衡，同时能减轻化疗后机体功能状态的恶化程度[24]。

结节性痒疹患者表皮显著增生、角化过度，真皮非特异性炎症细胞浸润、神经纤维及血管增生，皮损处真皮乳头层甚至全层表皮均存在 P 物质和降钙素基因相关肽的表达，并且还不仅仅是局限于神经纤维内；而正常的表皮和非皮损区却很少见 P 物质，几乎无降钙素基因相关肽，同时辅助性 T 淋巴细胞减少。火针治疗结节性痒疹 4 周，能有效缓解临床症状，减少患者表皮增生、改善角化，改善真皮非特异性炎症细胞浸润，同时皮损区域的真皮乳头层及全层表皮的 P 物质含量与降钙素基因相关肽表达减少，甚至消失，而辅助性 T 淋巴细胞水平较治疗前提升[25]。

四、对局部其他病理缺陷的作用

白癜风是一种皮肤色素脱失性疾病，运用皮肤激光扫描共聚焦显微镜图像特点分析，皮损处黑色素消失，基底层及真皮乳头周围明亮的"圆形"或"椭圆形"的黑色素环完全消失。采用火针浅刺、轻刺白斑区，每 2 周治疗 1 次，共治疗 6 次，随着复色的出现，皮肤激光扫描共聚焦显微镜观察可见皮损处树突状黑色素细胞出现，色素含量逐渐增多，逐渐形成完整的色素环，黑色素环逐渐变亮[26]。

五、对疼痛的作用

火针赞刺法对急性期带状疱疹局部神经痛的缓解与降低血清中 P 物质的浓度有关[27]。

火针对大鼠类风湿关节炎模型病变组织中的神经递质 5-羟色胺、组胺和前列腺素 E_2 具有显著的下降效应，可维持 2～4 小时，镇痛效应优于普通针刺和穴位埋线，且首次即时镇痛维持时间也更长[28]。

参 考 文 献

[1] 杨光. 火针疗法 [M]. 北京：中国中医药出版社，2014：11-14.

[2] 王桂玲. 贺普仁火针疗法 [M]. 北京：北京科学技术出版社，2016：26-29.

[3] 李岩，贺林. 图解火针疗法 [M]. 北京：中国医药科技出版社，2017：12-20.

[4] 郭喜利，王敏，胡政，等. 火针疗法作用机制的探讨 [J]. 光明中医，2016，31（5）：683.

[5] 贺普仁. 火针的机理及临床应用 [J]. 中国中医药现代远程教育，2004，2（10）：20-24.

[6] 张丽蕊，阎翠兰，王玉浔，等. 血管内皮生长因子在火针治疗褥疮小鼠创面中的表达及作用 [J]. 上海针灸杂志，2012，31（8）：606-608.

[7] 吴峻，喻海忠，沈蓉蓉，等. 火针治疗慢性软组织损伤实验研究生化检测报告 [J]. 江苏中医药，2003，24（4）：38-39.

[8] 康新，卓鹰. 火针治疗对类风湿关节炎患者甲襞微循环的影响 [J]. 中国血液流变学杂志，2007，17（3）：491-492.

[9] 赵明华，钱虹，庄礼兴. 火针八邪、上八邪穴治疗中风后手指拘挛的临床疗效观察 [J]. 广州中医药大学学报，2013，30（2）：175-178.

[10] 邵晓旭. 火针疗法逆转胃黏膜损伤及其临床热效应观察 [D]. 太原：山西中医学院，2015.

[11] 吴峻，沈蓉蓉. 火针治疗慢性软组织损伤的实验研究 [J]. 中国针灸，2002，22（1）：31.

[12] 王峥，马雯. 中国刺血疗法大全 [M]. 合肥：安徽科学技术出版社，2005：21-41.

[13] 贺小靖，赵志恒. 贺氏火针治疗下肢浅静脉曲张的临证体会 [J]. 天津中医药，2019，36（6）：584-587.

[14] 伍若男，王茵萍. 火针疗法在体外受精-胚胎移植中的应用时点与效应观察 [J]. 中国针灸，2017，37（5）：498-502.

[15] 刘保延. 火针 [M]. 北京：中医古籍出版社，1994：158.

[16] 韩润霞，杨晶，张天生，等. 火针对类风湿性关节炎大鼠血清白介素-1 和肿瘤坏死因子-α的影响 [J]. 针刺研究，2012，37（2）：114-118.

[17] 李晖，邓春雷. 火针对类风湿关节炎模型大鼠血清皮质醇和 IL-1β的影响 [J]. 上海针灸杂志，2006，25（2）：37.

[18] 孙霞，张林，钟艳，等. 火针点刺放血对急性痛风性关节炎湿热蕴结证大鼠模型滑膜 IL-1β、IL-6、TNF-α含量的影响 [J]. 湖南中医杂志，2018，34（3）：158-160.

[19] 奥晓静，苗茂，谭亚芹，等. 火针刺激骨关节炎模型兔犊鼻、内膝眼穴位后软骨细胞外基质及 Wnt 信号通路的变化 [J]. 中国组织工程研究，2019，23（11）：1662-1668.

[20] 张晓霞，吴之煌，董明霞. 火针疗法治病机理初探 [J]. 北京中医，2007，26（9）：576-578.

[21] 张晓霞. 重症类风湿关节炎案 [J]. 中国针灸，2002，20（4）：106.

[22] 刘保延. 火针 [M]. 北京：中医古籍出版社，1994：22.

[23] 李茜，邓诗清，龚舒，等. 岭南火针治疗带状疱疹的疗效及对免疫功能的影响 [J]. 深圳中西医结合杂志，2019，29（12）：48-50.

[24] 林国华，林丽珠，张英，等. 火针四花穴对晚期非小细胞肺癌化疗患者 Th1 / Th2 免疫平衡和功能状态的影响 [J]. 针刺研究，2019，44（2）：136-139.

[25] 邓巧凤，卢军，丁翔云，等. 火针治疗结节性痒疹的临床疗效及病理观察 [J]. 当代医学，2018，24（30）：7-9.

[26] 王禹毅，刁庆春，宁春竹，等. 火针治疗稳定期白癜风的临床疗效及其 CLSM 图像特点 [J]. 重庆医学，2018，47（9）：1155-1157.

[27] 张英，李世华，杨玲，等. 火针赞刺法对急性期带状疱疹疼痛和血清中 P 物质的影响 [J]. 针刺研究，2018，43（8）：492-494.

[28] 李晶晶，眭明红，林诗雨，等. 利用微透析技术测定火针对类风湿性关节炎大鼠病变组织中 5-羟色胺、组胺和前列腺素 E_2 的影响 [J]. 暨南大学学报（自然科学与医学版），2017，38（4）：314-321.

中篇　火针疗法的针具、
操作与注意事项

第三章　火针疗法的针具

第一节　针具的材质

　　临床上，一般根据疾病部位、特点及实际条件选用合适的火针针具材质。正常情况下选用特制钨锰合金制作的火针为佳，其临床运用广泛。圆利针或 24 号 66.66mm 不锈钢针等较粗的不锈钢针，在特殊情况下也可以使用。另外，近年来新出现的电火针及毫火针等也逐渐运用到临床火针针刺的实施中。

　　由于火针刺法是在针体烧红的状态下使用，火针材料选取就非常重要了，特殊的物理构造可以制作出高质量的火针。为了达到更好的临床疗效且避免不必要的医疗事故，这种火针应用于临床必须满足韧性高、不易折针及弯针、耐高温、不易退火等基本要求。

　　目前专业火针多是采用钨钢合金、钨锰合金、钼、钛铬合金、铜、特制不锈钢材料等制作的，其中可分为多次使用的火针和一次性使用的火针。临床中最多见的钨锰合金制作的火针就可以多次使用，其具有耐高温、硬度强、不易退火、不易变形、不易折、经久耐用等特点。近年来制作的一次性使用特制不锈钢毫火针与普通毫针外形类似，使用特殊材料克服了毫针使用后极易出现弯针和折针现象，韧度较前大大提高。而铁制或普通不锈钢制作的火针，在多次使用后极易出现弯针和折针现象，所以除非紧急或者特殊情况，并不建议大家使用。

第二节　针具的规格

　　根据火针的形状、粗细、功能、长短、数量，临床常用火针可分为点刺火针、散刺火针、烙刺火针、割烙火针、电火针、激光火针、美容火针等几种类型。常用的针身直径在 0.3～0.6mm，根据需要最细可到 0.25mm，最粗可达 0.8mm。针体越粗，治疗刺激量越大，可根据不同的治疗目的进行选择。

一、点刺火针

　　点刺火针以针尖刺入穴位点为主，选用的针具相对较细，针尖较锋利，常用的有粗火针、中粗火针、细火针三种，近年来毫火针也开始应用于临床。点刺火针多由钨锰合金冷拔而成，此类火针经过火焰烧灼针身后，针体仍能保持挺直、质地坚硬、退火较慢，可反复多次使用。此类火针由针尾、针柄、针体、针尖四部分组成。针尖较锋利但稍圆钝；针体为针尖到针柄间的部分，大多长 10～50mm，针体挺直坚硬，尤其是烧红后，不变软；针柄类型不同，有木柄与金属丝缠绕柄，具有隔热、耐高温且操作灵活的特点。而毫火针多由特制不锈钢制成，虽具有上述耐高温、韧性好的特点，但仍主要为一次性使用（图3-1）。

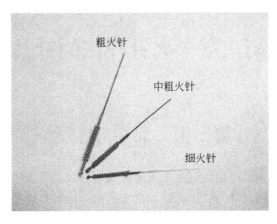

图3-1　火针

（1）粗火针：针体直径较粗，为1.1mm或更粗。其主要适用于皮肤肌肉丰厚处，主要用于寒证、痹证、囊性肿块、窦道、肿痛、痔瘘、乳腺炎、神经性皮炎、各种结节及严重的皮肤角化等疾病。粗火针可以祛邪开窍，激发经气，通经活络，也可用火镀针代替。

（2）中粗火针：针体直径中等，为0.8mm，较细火针粗约1倍，形体适中，临床最常用，应用广泛，除面部及肌肉菲薄处的部位外，其他各部均可施用中粗火针，有较易刺入皮肤的特点，同时也可用于皮肤较丰厚处。对四肢、躯干的压痛点和病灶周围也多以中粗火针进行点刺。

（3）细火针：针体直径较细，为0.3~0.5mm。细火针形体较细，用于面部、肌肉较薄的部位，避免面部遗留瘢痕；用于神经、血管、痛觉敏感部位；用于老人、儿童、体质虚弱的患者，以缓解患者畏针情绪及减轻疼痛。细火针可留针使用。

（4）毫火针：针体纤细，直径约为0.35mm，由特制不锈钢材料或钨锰合金材料制成，多为一次性使用（图3-2）。目前以刘恩名的刘氏毫火针为主。此类针直径约等于28号毫针，长度多为1寸。因其形体细瘦，较易刺入皮肤，针孔较小，所以多用于皮肤嫩薄部位，如面部、额部等。毫火针主要用于治疗面瘫、三叉神经痛，以及美容减肥等。

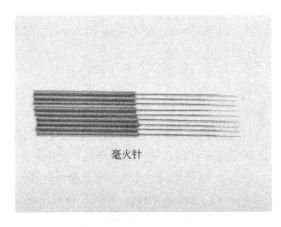

图3-2　毫火针

二、散刺火针

散刺火针目前常见的有三头火针和七头火针。使用时以多头同时刺入，刺入位置相对表浅，面积较广，以散刺一个面为特点。

（1）三头火针：是师怀堂新九针之一，三个普通火针的火针针体紧密贴近，缠绕在一起，末端形成三个针尖，呈松针形，稍圆钝，其锋利度较点刺火针稍差，每针针体直径为0.5～0.75mm，长25～100mm，针柄长90mm，共同拥有同一针柄。临床以钨锰合金材料多见。此种火针三头并进，不会刺深，刺面较大，可以代替点刺火针中的散刺法。三头火针常用于治疗中等大小的痣、疣类、雀斑、老年斑、白癜风、带状疱疹、黏膜溃疡等疾病。

（2）七头火针：以钨锰合金材料为主，七头并进，刺面较大，可免去普通火针反复点刺之繁。七头火针适用于病位面积较大，病位不深的皮肤斑点、黏膜溃疡等疾病。

三、烙刺火针

烙刺火针目前常见的有平头火针和火鍉针。针尖主要是平头或钝圆形状，以灼烙浅表组织病变为特点。

（1）平头火针：针尖平钝，没有锋利的针尖，直径约为1.2mm。其由钨锰合金材料制成，具有耐高温、不变形、不退火、硬度高等特点（图3-3）。临床也有以三棱针的尾部作为平头火针的，主要以灼烙浅表组织来治眼病、胬肉、高起皮肤的较大面积的皮赘等疾病。

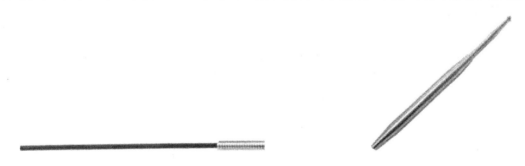

图3-3 平头火针　　　　　　　　　　　　　　　图3-4 火鍉针

（2）火鍉针：针尖为汞粒大小，为针体末端延伸而来，针体以钼为材料，长33.33mm，针柄长99.99mm（图3-4）。火鍉针主要用于治疗浅表肛裂、溃疡、浅表血管瘤、大面积老年斑、内痔、浅表痣、白癜风等疾病。

四、割烙火针

割烙火针目前常用的主要有火铍针和三棱火针，以割切灼烙为主要特点。

（1）火铍针：包括针柄和针体两部分，针柄长100mm，针体长40mm。临床上针体多以钼材料制成，针体的尖端呈宝剑头状，顶端两边为锋利的刃，刃长20mm，宽5mm，可随时磨修。火铍针主要用于外痔、皮肤赘生物、高凸的疣瘤等疾病。

（2）三棱火针：具有火针、三棱针的双重特点，有切割灼烙之功。针体多以特质不锈钢针材料制成，针体末端尖利如锋。三棱火针主要用于高凸的疣瘤、外痔等疾病。

五、电火针

电火针常用的有电火针和电热针，为电源加热针体治疗疾病的一种火针。电火针由不锈钢材质（为原材料）加工制作而成，这种火针实现了火针针具机械化，操作方便。目前临床以鞍钢集团总医院研制的钢城火针为电火针的主要代表。这种火针设有针筒、升降器、固定帽、弹簧、针柄、防热垫木、针体七个部件。但与传统火针相比，这类火针造价较高，需加热器加热，在临床上的应用尚不太广泛。现已发明新型的电火针，EFA型电火针已获得国家专利，具有针温恒定、中穴准确、操作简单等多种优点，有待于临床推广使用。

六、激光火针

激光火针主要通过机体对激光烧灼穴位引起应激反应，改变病变关节对抗原抗体复合物的免疫耐受状态。优点是集瘢痕灸、火针及激光本身消炎止痛的生物效应为一体；缺点是术后易留瘢痕。

七、美容火针

美容火针多由钨钢或不锈钢材料制成，针柄长约 65mm，针体长约 30mm，针柄是用紫铜丝缠绕的单柄单针，包括平头、圆圈头、尖头、平圈头、铲子（扁平形）状、钩形及双头等不同形状的异形火针。近些年增加了无柄双头火针（图 3-5）。以治疗面部小面积斑、痣、痦、痘等影响美观的面部瑕疵为主。

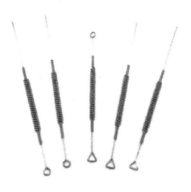

图 3-5 美容火针

第四章　火针疗法的操作

第一节　体位与施术部位

一、体位

患者在接受火针治疗时所取的体位是否合适，对于正确取穴、火针操作和防止针刺意外等都有重要意义。如果患者的体位不当，会使医者取穴困难，施术不便，有的甚至会出现晕针。因此，选择恰当的体位，对于火针治疗具有重要意义。

（1）仰卧位：适用于头面、胸腹及四肢前面部位的腧穴（图4-1）。

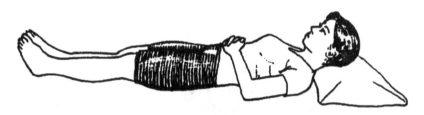

图 4-1　仰卧位

（2）俯卧位：适用于头项、背、腰、臀及四肢后面部位的腧穴（图4-2）。

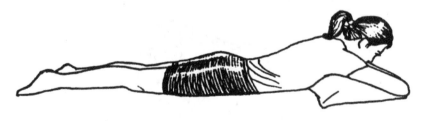

图 4-2　俯卧位

（3）侧卧位：适用于身体侧面及上、下肢部位的腧穴（图4-3）。

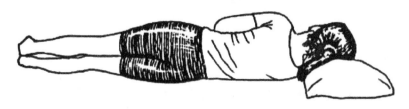

图 4-3　侧卧位

（4）仰靠坐位：适用于前头，颜面，颈，胸，上、下肢部位的腧穴（图4-4）。

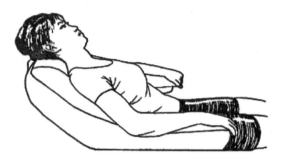

图 4-4　仰靠坐位

（5）俯伏坐位：适用于后头、项、背部及小腿部位的腧穴（图4-5）。

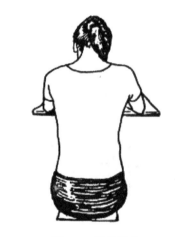

图 4-5　俯伏坐位

（6）侧伏坐位：适用于侧头、面颊、耳部的腧穴（图4-6）。

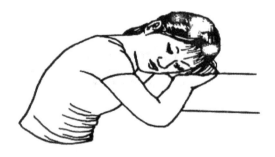

图 4-6　侧伏坐位

二、施术部位

火针操作过程中，根据不同部位选择粗细合适的火针，一般面部、头部、颈部、胸背部和手足部宜选用细火针、平头火针，腰腹部和四肢部宜选用中粗火针。

1. 面部

面部宜选用细火针，浅刺为佳。如治疗雀斑、疣等则可选取平头火针或美容火针。具体操作要领：将火针用火烧至通红，当针体由红变白时方可靠近病灶，进行点刺；或将火针烧至微红，快速点刺病灶处。

2. 头部

头部宜选用细火针，浅刺 0.1～0.2 寸为宜；亦可选用毫火针，施用点刺法，刺入 0.3～0.5 寸，恰至颅骨面即可。具体操作要领：将细火针烧至微红，迅速刺入病灶；或选择 0.35mm×25mm 毫针，将其烧至通红，迅速刺入病灶，可留针 20～30 分钟，亦可不留针。

3. 颈部

颈部宜选用中粗火针，可深刺 0.2～0.5 寸，如病情需要，亦可深刺 0.5～1 寸。具体操作要领：将中粗火针烧至通红，刺入 0.5 寸以内；或将中粗火针烧至白亮，可刺入 1 寸左右。但需注意，颈部分布有重要血管，施术时应避开颈总动脉。

4. 胸背部

胸背部宜选用细火针，浅刺 0.1～0.2 寸，如病变在肋间处，可采用三头火针浅刺。具体操作要领：将细火针烧至通红，迅速刺入腧穴或病灶，控制好进针深度；或将三头火针烧至微红，迅速点刺腧穴或病灶。

5. 腰腹部

腰腹部宜选用中粗火针，深刺 0.5～1 寸，亦可用 0.35mm×40mm 毫针。具体操作要领：将中粗火针烧至白亮，迅速刺入腧穴或病灶；或将毫针烧至白亮，迅速在病灶处散刺数针，留针 30 分钟。

6. 四肢部

四肢部宜选用中粗火针，深刺 0.2～0.5 寸，如在肌肉丰厚处，可深刺 0.5～1 寸，在皮下组织薄少处，亦可选用三头火针浅刺。具体操作要领：将中粗火针烧至通红，若针刺肌肉丰厚处则需将针烧至白亮，迅速刺入腧穴或病灶处。

7. 手足部

手足部宜选用细火针或三头火针，浅刺 0.1～0.2 寸为宜。具体操作要领：将细火针或三头火针烧至微红，迅速刺入腧穴或病灶处。

8. 特殊病灶部位

（1）瘰疬、囊肿、积块：宜选用中粗火针，以深刺入病灶中心部位为宜。具体操作要领：将中粗火针烧至白亮，深刺病灶中心，同时亦可在病灶局部散刺数针。

（2）痈疽、结节、窦道、肿疔：宜选用粗火针或电火针，深直刺入病灶部位。具体操作要领：将粗火针烧至白亮，深刺病灶处；或将电火针对准病灶，迅速刺入病灶深处。

第二节 施 术

一、针刺方法

火针的针刺方法可分点刺法、散刺法、密刺法、围刺法、烙熨法、割治法和刺络法等。

1. 点刺法

点刺法是最常用的火针刺法,即将火针烧至所需热度后迅速刺入选定腧穴的方法。根据临床症状,辨证归经,在相应经络上选择一定的腧穴,施以火针;在病灶部位寻找最明显的压痛点——阿是穴,在"阿是穴"上施以火针。通过火针对腧穴的刺激达到温经通络、行气活血、扶正祛邪、平衡阴阳、调节脏腑的目的。经穴火针刺法以细火针或中粗火针为宜,进针的深度较毫针浅,适用于内科疾病;痛点刺法可选用中粗火针,进针可稍深一些,主要适用于肌肉、关节病变和各种神经痛。

2. 散刺法

散刺法是将火针疏散地刺在病灶部位上的一种针刺方法。一般选择细火针,每隔1.5cm一针,以浅刺为宜。通过火针的温热作用以温阳益气、改善局部气血运行,具有除痹止痒、解痉止痛的作用。散刺法主要适用于麻木、瘙痒和疼痛等病症。

3. 密刺法

密刺法是用火针密集地刺激病灶局部的一种刺法。针刺间隔一般为1cm左右,针刺时的密集程度,取决于病变的轻重程度,如病重可稍密、病轻则稍疏。针刺的深度以刚接触到正常组织为好,过浅、过深都不适宜。此法是借助火针的热力,改变局部气血运行,促进病灶处的组织代谢,使疾病缓解。密刺法主要适用于增生性及角化性的皮肤病,如神经性皮炎等。如病损部位的皮肤厚而硬,针刺时可选用粗火针,反之则用中粗火针或三头火针。

4. 围刺法

围刺法是用火针围绕病灶周围针刺的一种针刺方法。一般选用中粗火针,每针间隔以1～1.5cm为宜。进针点多落在病灶与正常组织交界处。对于局部红肿热痛者,可直接用火针刺络放血。在病灶处周围施以火针可以温通经脉,改善局部气血循环,促进组织再生。本法主要适用于皮肤科、外科疾病。

5. 烙熨法

烙熨法是将火针在病灶皮肤表面轻而缓慢地烙熨的一种治疗方法。此法多使用平头火针或火鍉针,此法针头与皮肤接触面积较大,停留时间较长,疼痛比较明显,必要时可在局部麻醉下进行。一般多用于治疗色素痣、老人斑、雀斑、扁平疣、白癜风及疣、赘等,如寻常疣、传染性软疣等。

6. 割治法

割治法是将烧红的火针在病灶底部,平皮肤表面迅速割治,以消除病灶的一种方法。此法在操作时,多用止血钳或镊子将病灶顶部夹起后再施术,而针具则多选用三棱火针或火鍉针,将病灶割除。此法临床一般多用于治疗外痔或赘生物较大者。当赘生物较多时,可分批治疗,如多发的丝状疣。

7. 刺络法

刺络法是指将针烧至通红,迅速将针刺入体表气血瘀滞的血络,随即出血,血应针而出,待血色由暗褐色转为鲜红色时则自止,亦可压迫止血的一种方法。出血量一般为3～20ml,术后血止并常规消毒。本刺法多用于治疗静脉曲张、脉管炎等,可选择的火针针具较多。

二、行针方式

火针疗法以快针为主，但根据病情需要，有些患者需要留针，即要求火针刺入穴位或病灶部位后留针 1～5 分钟，甚至更长时间，然后再出针。所以将火针行针方式分为速刺法和慢刺法。

1. 速刺法

速刺法为将火针烧至一定温度后快速刺入腧穴或病灶部位，随即快速出针的一种方法。多数情况不留针，进针后迅速出针。整个过程只需要 0.1 秒。此法治疗快速、省时、患者痛苦小，在进针前针体已烧红，热力已充足，刺入穴位或部位后，借热力激发经气、温通经络，迅速取效，所以目前速刺法是火针疗法的主要行针方式。此法多选用细火针或中粗火针。

2. 慢刺法

慢刺法又称慢针法，是将火针烧红至一定温度后快速刺入腧穴或病灶部位，留针 1～5 分钟或更长时间，再出针的一种方法。在留针期间，术者可适当地行各种补泻手法，或留针而不行手法，可使火针的热力慢慢消散，并通过手法使邪气祛除、正气恢复。此法具有祛腐、排毒、散结之功。本法一般多选用中粗火针或毫火针，适用于有坏死组织和异常增生的一类疾病，如淋巴结核、肿瘤和囊肿等疾病。

三、操作流程

1. 消毒

在施术的腧穴或病灶部位，先用 2%的碘酒消毒，后用酒精棉球脱碘，或直接用碘伏消毒，以防感染。

2. 烧针

施术者右手以握笔式持针，将针尖、针体伸入外焰，并根据需要刺入腧穴或病灶部位的深度来确定烧针的长度和程度。《针灸大成·火针》中载："灯上烧，令通红，用方有功。若不红，不能去病，反损于人。"烧针是使用火针的关键步骤。根据临床病种的不同，可将针烧至三种程度，即微红、通红和白亮。微红适用于皮肤类疾病，通红适用于内科疾病或病灶部位稍深的疾病，白亮适用于疼痛类疾病或病灶部位较深的疾病。

3. 进针

针体烧红后，迅速将针准确地刺入腧穴或病灶部位，并快速出针，这一过程时间很短，要求术者全神贯注，动作熟练敏捷。进针的关键是稳、准、快。这就要求施术者要有一定的指力和腕力，需反复练习，方能熟练掌握。进针角度以直刺法为主，对于疣、赘生物、囊肿等可采用斜刺法。火针针刺的深度，要根据患者的病情、体质、年龄及针刺部位的肌肉厚薄、血管深浅而定，一般四肢和腰腹稍深，头面、胸背宜浅。

4. 留针

火针疗法以速刺法为主，大部分不留针。当火针用于化痰、散结时，则需要留针，留针的时间多在 1～5 分钟。如针刺淋巴结核则需留针 1～2 分钟，火针治疗顽固性疼痛性疾病可留针 5～15 分钟。

5. 出针

火针进到一定深度迅速出针，然后用消毒干棉球及时按压针孔，以使针孔闭合，防止出血或感染。对于刺后需要出血或排脓者，可不必按压针孔，待其出血停止或脓液排干净后，用干棉球擦拭针孔即可，或贴敷创可贴，以免感染。

6. 针孔处理

针前做好消毒。如果针刺深度为 0.1～0.3 寸，可不做特殊处理。若针刺深度为 0.4～0.5 寸，针刺后用消毒纱布贴敷，用胶布固定 1～2 日，以防感染。

四、火针针刺相关参数

1. 进针深度

（1）深刺法：指将火针快速刺入腧穴或病灶，针至一定深度后，立即退出的一种针刺方法。此法多用于外科病灶较深的疾病。正如《针灸聚英·火针》所言："切忌太深，深则反伤经络。不可太浅，浅则治病无功，但消息取中也。"针具选择上，如治疗疼痛类疾病，一般多选用中粗火针；如用于针刺囊肿、结节、痈疽时，可选用粗火针；如用于治疗阴证肿块时，宜选用细火针。

（2）浅刺法：多用于病灶较浅的疾病。操作时应将火针在病灶皮肤表面轻轻叩刺，用力宜轻、均匀，不可过猛或忽轻忽重。此法一般多用于治疗皮肤表面的疾病，如湿疹、神经性皮炎、皮肤瘙痒症等。针具选择上，一般多选用中粗火针或三头火针，如皮损面积较大时，针刺可采用多头火针密刺或散刺。

2. 疗程与间隔时间

疗程是根据病情需要而设定的，适当的疗程对于缓解病情、加速疾病的治愈有一定的促进作用。急性病可每日或隔日治疗 1 次，3 次为 1 个疗程；慢性病可 3～7 日治疗 1 次，5～8 次为 1 个疗程，疗程间可休息 1～2 周。

3. 刺络的出血量

火针刺络是火针独特的刺法之一，将火针烧红后迅速刺在体表有瘀血的小静脉血管上。与普通三棱针或注射针头刺络放血不同，火针刺络具有更强的活血化瘀、温经通络功能。火针刺络法出血量的多少，直接关系到治疗效果的好坏。因此，确定刺络放血量是疗效保证的关键措施之一。由于病症、患者体质、病变部位及季节不同，患者的出血量也不尽相同，在临床实际操作中，放血量的控制也不太可能量化。在一般情况下，火针刺络的出血量以《素问·刺腰痛》中的"血变而止"为基本原则。在临床上，为了做到放血适中，既不太过，也不过少，施术者在治疗前应对患者进行详细检查，对病情做出正确的判断。如果出血量过多，可采取止血措施；如果出血量不够，可适当增加针刺点。在临床中应用此法，主要用于治疗静脉中存有瘀血的病症，如下肢静脉曲张等。

第五章 火针疗法的禁忌证与意外情况的处理

第一节 禁 忌 证

火针治疗虽然临床应用疗效甚佳，适应病种广泛，治疗相对安全，但也有相关的禁忌证，掌握以下禁忌证，对于临床医师和患者而言，既可以提高疗效，又能够避免不必要的意外和损伤。

1. 患者针前有不适症状者暂不用火针

为了防止晕针给患者带来不必要的痛苦，如患者精神过于紧张、过度饥饿、食后过度饱胀、过于劳累、大惊、大恐及胆小晕血、醉酒都应禁用火针。《针灸聚英·火针》有"大醉之后，不可行针"的警示，因此，行火针前应嘱患者避免空腹、消除不良情绪等，待不适症状缓解后才可进行治疗。火针治疗期间，忌食生冷之品。

2. 患者有如下特殊病史者禁用火针

在行火针治疗前，先询问患者既往病史，糖尿病、血液病及局部治疗时局部患有不明原因肿块的患者禁用火针。因患糖尿病，会导致火针针孔不易愈合；免疫力低容易造成感染；患血液病，特别是白血病、紫癜、凝血功能异常、血友病等，运用火针会造成出血不止，也应禁用火针。

3. 颜面部及表浅部位应用火针需慎重

《针灸大成·火针》记载"人身诸处皆可行火针，惟面上忌之"，故古人认为，面部禁用火针。因古代火针较粗，尚无目前毫火针等特制材料做成的火针，以普通火针刺后，面部有可能遗留有小瘢痕，针刺表浅部位容易造成脏器及骨骼损伤。故在古人看来临床肩背部不用火针，除治疗面部痣和扁平疣外，面部不用火针。但近代，随着制造技术的进步及材料的更新，如果在操作时选用细火针、毫火针或美容火针浅刺，则不仅可以治疗疾病，而且不会出现瘢痕。因此，面部及浅表部位禁用火针也不是绝对的。

4. 发热病症及夏季时节不应用火针

中医治疗应因人、因时、因地制宜。夏季暑湿，火针治疗后，因火针针刺后针孔保护不利容易感染，易引起其他并发症。古人云夏季"切忌妄行火针于两脚内及足"即指此意。火针疗法主要用于风、寒、湿等病症，对于高热及热性病变易鼓火助阳，变成他病，故需慎用或治疗时使用手法。

5. 血管和主要神经分布部位不宜施用火针

人体的大血管、神经、内脏分布区及其他主要器官处，应禁用火针。

6. 针孔感染或皮肤有破损溃烂处禁用火针

人体的皮肤有感染或有破损溃烂处禁用火针。

第二节　意外情况的处理

一、概述

火针疗法从针具形状、材质到主治病症及操作，其独特性均与毫针存在本质差异。火针的临床操作手法虽然简单一些，但对操作的技巧性要求很高。这些操作技巧如果掌握不熟练，应用于临床就有可能会发生一些意外情况。如果医者经验不丰富，对意外情况的处理预案了解不充分，则会在意外情况发生后，因不恰当的处理方式，影响治疗效果，降低火针的临床实用价值，甚至给患者心理造成压力和痛苦。因此，掌握火针针刺时可能出现的意外情况及应对措施是非常必要的。

二、意外情况及其发生的原因和处理方法

1. 晕针

火针行针前需要用火加热，一些患者畏火，火针虽进针快，但痛感仍略强于毫针，特别是可能因紧张害怕导致的肌肉痉挛而痛感增加、针前劳累及过度饥饿或者因火针放血后晕血，均可能会出现晕针现象，但较毫针针刺晕针略少。

（1）原因：①患者治疗前尚未进食，或坐位及站立位接受针刺。②患者惧怕火针，过分紧张或进针速度较慢，针体烧针不足，疼痛剧烈。③一次选择火针针刺穴位过多、针刺时间过长。④火针放血过多。

（2）处理：①患者发生火针针刺后晕针现象，首先扶住患者，避免其跌倒，继而使患者去枕平卧，取头低脚高位，松解衣带，注意保暖。可给患者喝糖水或温水，大多十几分钟即可恢复。严重者可针刺水沟穴、内关穴、素髎穴或配合其他急救措施。②做好针前宣教，消除患者畏惧心理后，再接受火针治疗，针刺时可先浅刺，手法不宜重，可在远离视野部位针刺，使患者逐步适应。第1次针刺用1～2穴即可。③手法要敏捷，熟记操作要点，针刺后用棉球按压针孔。④为避免不必要的意外事故发生，在治疗前，医者应注意观察并询问患者的体质及心智等情况，对于过度饥饿、劳累、紧张或畏惧火针者，暂不使用火针。

2. 滞针

滞针是指针刺出针时针体被肌纤维包裹，针体与所刺穴位贴合紧密，导致出针不顺利或出针困难。滞针与医者及患者均有可能相关。

（1）原因

1）患者原因：①患者因惧针而致的心情紧张，致使局部肌肉痉挛。②行针过程中患者体位的突然变化。

2）医者原因：①医者的指力和腕力不够，或初次使用者因操作要领掌握不熟练（如针刺过深或者针体加热温度不够；火针离开火焰后进针速度太慢，针体变凉），使针体与皮下组织粘连所致。②针体过于老化，其锋利度不够。

（2）处理：①点刺火针，火针要充分加热到针体通红发白。操作前医者和患者均取舒适体位，操作时可将酒精灯尽量距所刺部位或穴位近些，火针针体离开火焰后要疾速刺入穴位，可以减慢火针的冷却速度。②安慰患者情绪，待其充分放松后再行针，同时注意合适针具的应用，医者手法轻柔，针刺深浅适度。③临床上注意及时更换老化的使用次数过多的火针。④医者应熟练操作技巧，具备一定的指力和腕力，操作时才会得心应手。对于初次应用火针的医者来说，应牢记火针操作的基本规则，切忌鲁莽操作。

3. 弯针、断针

（1）原因：①医者进针姿势不正确，针、指、腕力量使用不均衡。②术者有畏针心理，过度紧张、移动体位。③针体老化，柔韧度不够。④烧针不足，易弯针。⑤毫火针选用过细，遇到松软皮肤，也常会造成弯针。

（2）处理：①根据疾病不同部位，选择适合的针具，规范医者正确的操作姿势及烧针方式。行针时针、指腕之力与针刺部位尽量垂直。②畏火针的医者，不要施针于患者，否则心惧而手软，往往不易进针或弯针。③及时更换新针，注意选择耐高温、韧性好的火针材料。④消除患者畏针心理，保持舒适体位。⑤如出现折针，嘱患者保持体位不变，可用镊子夹出残留针体，如针体没入皮内，可采取外科手术切开。

4. 感染

火针疗法本身会出现局部良性轻度烧伤，也是一种无菌性炎症反应。表现为针刺局部出现小面积红肿，轻微瘙痒。针刺后局部一般不发热、不疼痛，也偶尔有人会出现如轻微的恶寒发热等全身症状，均属于正常现象。但是个别患者，局部针刺部位感染，出现较严重的红、肿、热、痛等症状，则属火针意外情况，应及时处理并积极预防。

（1）原因：①针刺后1日内淋浴，针孔没有保持干燥。②局部搔抓破溃感染。③针孔没有保持清洁，使用了污染的棉球按压针孔。④针刺前皮肤消毒不够严格。⑤糖尿病或皮肤破溃易感染等皮肤病、免疫系统障碍患者接受火针。

（2）处理：①局部轻度感染，出现红、肿、热、痛，可用艾条温和灸，或用火针局部针刺或局部用四黄膏、黄连膏外敷，碘伏消毒，并可口服消炎药物。②糖尿病患者及皮肤抵抗力降低的患者，一般不用火针治疗。③火针针刺前必须严格消毒，消毒方向是从内向外，以离心方向消毒，针后要用消毒干棉球按压针孔，针刺后局部轻度瘙痒，有小红肿，不要用手去搔抓。④针刺后1日内不要淋浴，保持针孔干燥，少食辛辣之物，注意休息。

5. 疼痛

火针治疗中及针刺后，会有轻微灼痛，疼痛不剧，且很快消失，若疼痛剧烈持久，则属异常，应寻找疼痛的原因。

（1）原因：①火针烧针温度不够。②针具选择不适当。③操作不熟练，动作缓慢。④出针后未及时处理。

（2）处理：①烧针（点刺火针）时必须烧至通红发白，充分加热后方可使用，针如不红则疼痛甚。注意在火焰的外围烧针，先烧针体，最后烧针尖。②火针操作时离近患者，烧针结束后，在温度下降前，针尖指向进针部位快速刺入穴位。③面部、肌肉菲薄部，应选择细火针或毫火针。④出针后要快速用干棉球按压针孔，以减轻疼痛。⑤烙刺火针或割烙火针在操作时，可以于针烙前局部行针麻术后再进行，以避免因操作需要针体温度较低或伴随操作动作缓慢而引起的明显疼痛。⑥若痛感持久不散，还伴有红、肿、热、痛者，则属于局部感染，这是火针治疗应杜绝的现象，此类疼痛处理方法参照感染处理相关内容。

6. 出血、血肿

火针施治时出血比毫针多见，且常常应用于刺络放血，应注意意外出血或出血量过多的处理方法。

（1）原因：①火针针刺后针孔较大，具有开大针孔的作用，一般疾病，火针诊疗时应选择适当的针具避开血管行针。另外，火针有清热解毒之功效，通过放血达到排毒散热邪之目的，这种情况下的火针引起的出血属正常情况，勿止，待其出尽或血色由污变鲜，可自止，如血量过少，反而余邪难清。有些病变，由于瘀血内阻，其中压力高，用火针放血排邪毒时会以局部静脉血管为针刺部位，针刺后常会看到针孔处有暗褐色血液喷射而出的现象，不要立即止血，也待其出尽为宜。例如，下肢静脉曲张、有些皮肤病粗糙而厚的皮损处均可有此现象。②用割烙火针灼烙某些病变时，操作过快，会引起出血。③点刺火针刺入过深时，会引起皮下出血，如未及时发现，出现皮下或组织间肿胀、疼痛，其则影响局部组织、神经功能。④如火针针刺后出血不止者，大都为血友病或凝血机制障碍者，应及时处理。

（2）处理：①要避免针后出血肿胀，要求医者熟悉解剖部位，躯干部位及肌肉浅薄处要浅刺，以免刺中脏腑或血管等。②医者在操作时要熟练，掌握"红、准、快"三字原则，避免增加出血及疼痛风险。③针刺后要注意观察，如局部出现肿胀，应及时用棉球放在针孔上，用指加压按压局部 10 分钟以上，不要揉动。皮下出血引起肿痛，继则局部皮肤呈青紫色，如青紫面积较小时，可待其自行消退，如青紫肿痛较甚，可先冷敷，24 小时后可热敷，一般 2 周后消散，不留后遗症。④用烙刺的火鍉针烧至微红，烙熨出血部位，可以很快止血，也可局部用干棉球或纱布压迫止血。⑤血友病或凝血机制障碍者应禁用火针，以防出血不止。

7. 火针针刺时达不到预期的深度

（1）原因：①火针温度不够，一是烧针时没有达到预定高温，二是加热针体虽然到预定的高温，但在离开火焰后，进针较慢，针体冷却太快，以致进针时针体温度过低。②患者的心情紧张，致使局部肌肉痉挛，针刺入较浅或所选取的部位、穴位不恰当，如针刺时刺到骨骼、肌腱、韧带等。③针体老化，针尖钝圆，操作时阻力大。④医者进针时指、腕力量不够或进针姿势不正确，因初次操作不熟练，心情紧张，不敢着力深刺。

（2）处理：①掌握烧针的正确方法，针体烧至通红发白时方可进针，并注意烧针时尽量接近针刺部位，针尖方向应朝向所刺部位，快速进针。②做好针刺前准备，消除患者的紧张心理。③及时更换新针。④注意针刺方向，特别是在针刺骨骼、肌腱、韧带部位的穴位时。⑤注意针刺姿势，进针时要针、指、腕、前臂共同用力。

8. 防止针眼黑点及瘢痕

（1）原因：①操作方法不正确，刺入时针体变凉。②针刺后针孔处理不当，消毒不彻底造成感染。③针具反复使用，针体上氧化物残留未去除。

（2）处理：①不同部位选用合适的针具。②烧针的火焰要纯净，火焰的最热点以蓝色透明为佳。烧针要烧到红透白化程度，先烧针体，后烧针尖，同时缩短进针时间。③及时更换针具，可使用一次性针具。④注意针前、针后做好消毒。

下篇　火针疗法在适宜病症中的应用

第六章　骨伤科病症

第一节　颈　椎　病

一、概述

颈椎病又称"颈椎综合征"，是由于颈椎间盘退变、颈椎骨质增生、韧带钙化或颈部肌肉损伤等因素导致脊柱内外平衡失调，刺激或压迫颈神经根、椎动脉、脊髓或交感神经等组织而出现的一系列综合症候群。其部分症状分别见于中医学的"项强""颈筋急""颈肩痛""头痛""眩晕"等病症。中医学认为，本病病因为年老体衰、肝肾不足、筋骨失养，或久坐耗气、劳损筋肉，或感受外邪、客于经脉，或扭挫损伤、气血瘀滞，经脉痹阻不通。

二、临床表现

本病发病缓慢，以头枕、颈项、肩背、上肢等部位疼痛及进行性肢体感觉和运动功能障碍为主症。轻者头晕，头痛，恶心，肩背疼痛，上肢疼痛、麻木无力；重者可导致瘫痪，甚至危及生命。其病变好发于 $C_5 \sim C_6$ 椎间盘，其次为 $C_6 \sim C_7$、$C_4 \sim C_5$ 椎间盘。

颈椎病临床上主要分为颈型、神经根型、椎动脉型、脊髓型、交感神经型和混合型六种类型。每种类型的颈椎病又有不同的临床特征，颈型颈椎病以青壮年居多，主要表现为颈部肌肉僵硬、疼痛、酸胀及沉重不适感；神经根型颈椎病主要表现为在一侧上肢、手指等部位出现放射性疼痛或麻木感；椎动脉型颈椎病典型临床表现为发作性头痛，多表现为胀痛，伴有旋转性、浮动性或摇晃性头晕；脊髓型颈椎病大多数以慢性、进行性四肢感觉及运动功能障碍为特征；交感神经型颈椎病症状复杂，主要表现为枕部疼痛连及头部疼痛或偏头痛、心悸、流泪、多汗、疼痛过敏、耳鸣耳聋等；混合型颈椎病为两种或两种以上类型颈椎病症状同时出现。

三、辨证分型

夜寐露肩或久卧湿地而致颈强脊痛，肩臂酸楚，颈部活动受限，甚则手臂麻木发冷，遇寒加重，或伴形寒怕冷、全身酸楚，舌苔薄白或白腻，脉弦紧，为风寒痹阻型；有外伤史或久坐低头职业者，颈肩、肩臂疼痛，甚则放射至前臂，手指麻木，劳累后加重，项部僵直或肿胀，活动不利，肩胛冈上下窝及肩峰有压痛，舌质紫暗有瘀点，脉涩，为劳伤血瘀型；颈项、肩臂疼痛，四肢麻木乏力，伴头晕眼花、耳鸣、腰膝酸软、遗精、月经不调，舌红、少苔，脉细弱，为肝肾亏虚型。

四、治疗

1. 火针针刺部位
火针针刺部位以颈项局部腧穴为主。

2. 火针针刺方法
针刺前将治疗部位以酒精棉球进行常规消毒，取直径 0.5mm，长 2 寸的钨锰合金火针，置酒精灯上将针身前中段烧至白亮，对准穴位垂直点刺，速刺疾出，刺入深度为 3～5mm。火针拔出后，用无菌干棉球按压针孔片刻，以减少疼痛并防止出血。每次选取 4～6 穴，每周治疗 2～3 次，嘱患者保持局部清洁，避免针孔感染。

3. 辨证取穴（表 6-1）

表 6-1 颈椎病辨证取穴

主穴		大椎、天柱、后溪、颈夹脊
配穴	风寒痹阻型	风门、风府
	劳伤血瘀型	膈俞、合谷、太冲
	肝肾亏虚型	肝俞、肾俞、足三里

4. 其他疗法
（1）毫针刺法：以大椎、天柱、后溪、颈夹脊为主穴，加辨证配穴。大椎穴直刺 1～1.5 寸，使针感向肩臂部传导；颈夹脊穴直刺或向颈椎斜刺，施平补平泻法，使针感向肩背、上肢传导；其他穴位常规针刺。留针 20～30 分钟，每日 1 次。

（2）皮肤针法：叩刺大椎、大杼、肩中俞、肩外俞，以皮肤发红并有少量出血为度，然后加拔火罐，留罐 5 分钟。

（3）穴位注射法：取大杼、肩中俞、肩外俞、天宗。用维生素 B_1、维生素 B_{12} 各 2ml，每穴注射 0.5ml。

（4）电针法：取颈夹脊、大椎、风池、肩中俞、大杼、天宗。每次选用 2～4 穴，针刺得气后接通电针仪，以连续或疏密波刺激 20 分钟。

（5）耳针法：取颈椎、肩、颈、神门、交感、肾上腺、皮质下、肝、肾。每次选 3～4 穴，毫针强刺激，留针 20～30 分钟，亦可用王不留行籽贴压。

五、验案分享

陶某，女，46 岁，干部。因"头晕反复发作半年，加重 3 日"前来就诊。半年前开始出现头晕及颈部胀痛，尤以低头工作后为甚，颈椎 X 线片示 C_5～C_7 骨质增生。近 3 日来头晕较前加重，头部转动时头晕甚，颈背胀痛，四肢困倦，乏力，纳差，夜寐欠安，二便调，舌质淡红、苔白腻，脉滑。脑血流图示椎基底动脉供血不足。中医辨证诊断：眩晕（痰湿中阻型）；西医诊断：颈椎病（椎动脉型）。治以健脾益气、利湿化痰为法，佐以通络。取穴：百会、风池、C_5～C_7夹脊穴、大杼、中脘、丰隆、内关。每日选取 4～6 穴进行火针治疗，每日 1 次，10 日为 1 个疗程。经治 10 日，患者临床症状完全消失后出院。随诊半个月未复发。（摘自：刘玲玲，龙海鹏. 火针治疗椎动脉型颈椎病临床观察 [J]. 中国针灸，2006，sl：18-19.）

六、按语

（1）火针治疗颈椎病有一定疗效，对于缓解颈项痛、头晕头痛等，效果尤为明显。也可配合推拿、外敷等疗法使用。

（2）长期伏案或低头工作者，要注意颈部保健。工作 1～2 小时后活动颈部，或自我按摩、牵伸局部，放松颈部肌肉。

（3）平时注意正确睡姿，选用高度适中的枕头，并注意颈部保暖，避免风寒之邪侵袭。

第二节　肩　周　炎

一、概述

肩周炎是因肩关节及其周围的肌腱、韧带、腱鞘、滑囊等软组织退行性、炎症性病变而引起的以肩部疼痛和功能障碍为主症的一类疾病。本病可以由关节挛缩、粘连性关节囊炎、肩峰下滑囊炎、冈上肌腱炎、肩袖撕裂、肱二头肌长头腱鞘炎、喙突炎、肩锁关节病变等多种病因引起。本病属中医学"漏肩风""冻结肩""肩凝症"等范畴，常因年老体虚或劳累过度而致肝肾亏虚，气血不足，筋失所养，加上外感风寒湿邪客于血脉筋肉，则脉络拘急而痛，乘虚侵入，致气血凝滞，筋脉痹阻，脉络拘急而发病。其发作期的基本病机是风寒湿邪侵袭，筋脉瘀阻，治当祛风散寒除湿、舒筋活血蠲痹。

二、临床表现

本病好发于 50 岁左右，通常由慢性劳损，外伤筋骨，气血不足复感受风寒湿邪所致；其早期肩周疼痛，以夜间为甚，常因天气变化及劳累而诱发，遇风寒痛增，得温痛缓，畏风恶寒，肩关节活动功能障碍；逐渐发展为肩部肌肉萎缩，肩前、后、外侧均有压痛，外展功能受限明显，出现典型的"扛肩"现象；X 线检查多无明显异常，病程久者可见骨质疏松。

三、辨证分型

肩周疼痛，夜间尤甚，遇寒加剧，劳累痛增，得温痛缓，恶风寒，肩关节活动功能障碍，舌暗，苔白或腻，脉弦紧或滑，为风寒湿痹型；肩部肌肉萎缩，酸软乏力，畏风惧寒，喜温喜按，舌淡，苔白，脉沉弱，为阳气虚弱型。

四、治疗

1. 火针针刺部位

火针针刺部位选取局部阿是穴。

2. 火针针刺方法

（1）本病早期用毫火针留针：寻找肩关节及其附近最痛处或压痛点3个，用碘伏消毒皮肤，酒精棉球脱碘后，选用0.35mm×25mm规格不锈钢毫针，在酒精灯上加热烧红，待针尖针身白亮通红时快速准确地刺入，刺入深度为12～25mm，可留针30分钟。每次火针治疗3个痛点，隔日治疗1次，治疗后嘱患者保持针孔干燥，当日不能触及生水。

（2）病情日久用钨钢合金火针或电火针点刺：把钨钢合金火针（0.8mm×50mm）在酒精灯外焰烧至通红透亮，快速直刺阿是穴，刺入深度为12～25mm，速刺不留针。每次火针治疗3个痛点，隔2日治疗1次。针后护理同本病早期毫火针针刺方法。

电火针方法同钨钢合金火针针刺方法，其较传统火针优势在于：可以准确地调节针刺深度，尤其对于背部较危险处阿是穴；电火针取穴更精准、温度更高。

3. 辨证取穴（表6-2）

表6-2　肩周炎辨证取穴

主穴		阿是穴（压痛点）、肩髃、肩髎、肩贞、条口、承山
配穴	风寒湿痹型	风池、天宗、丰隆
	阳气虚弱型	肩髃、手三里（艾灸）

4. 其他疗法

（1）毫针刺法：以阿是穴、肩髃、肩髎、肩贞、条口、承山为主，手阳明经疼痛加三间，手少阳经疼痛加外关，手太阳经疼痛加后溪，阳气虚弱者用灸法。留针20～30分钟，每日1次。

（2）耳针沿皮透穴刺法：选用0.30mm×25mm的一次性毫针。先将皮肤按常规消毒，用左手固定耳郭，拇指在前，示指和中指从后方将肩-肩关节-锁骨穴区的耳郭局部顶起，右手拇、示、中指持针，从耳穴肩的上端呈小于10°刺入，然后沿着皮下与皮下软骨之间通达到耳穴肩关节及锁骨的皮下，如果一针难以通贯全程，可采用2～3支毫针相接连续刺入。进针后，用小幅度的捻转手法捻5～7下，留针期间可行此法2～3次，以加强针感，共留针30分钟。针毕后，即刻令患者做上肢及肩关节的抬举、旋转等动作，反复做数分钟，越是活动困难的动作，越要多做。留针期间，根据患者的病情及体力，也要不断地或间歇地做患肩部的活动。

（3）刮痧疗法：肩部主要归手三阳经筋所主，刮痧时按照经筋顺筋方向刮拭，即沿着从手走头的方向。刮痧过程中可以感受到"结节点或条索状物"及压痛点。

（4）穴位注射疗法：以2%利多卡因5ml，醋酸曲安奈德注射液2.5ml，维生素B$_{12}$注射液1ml，用生理盐水稀释成10ml注入阿是穴。先用碘伏棉球常规消毒后，每穴注射1ml。

（5）拔罐疗法：火针操作完成后，迅速在治疗点拔上火罐，留罐 10 分钟。

（6）钩针疗法：取患侧 2～3 穴，操作时左手示指、中指绷紧所刺部位皮肤，右手持针迅速将针头垂直刺入皮下；针头刺入后将皮下纤维挑起，上下提动针柄，进行钩割 3～4 针，此时可听到割断皮下纤维的"吱吱"声，钩割完毕，即可出针，然后用棉球按压针孔。

五、验案分享

肖某，女，51 岁，会计。右肩疼痛伴各向活动障碍 2 个月，加重 3 日。患者 2 个月前无明显诱因开始肩部酸痛，未重视亦未治疗，近 3 日，疼痛加重，夜间尤甚，可痛醒数次，且活动明显受限，外展、上举、后伸皆受限制，梳头、洗脸、脱衣服等动作皆不能完成。舌暗、苔白厚，脉沉弦。首先应用耳针沿皮透穴刺法针刺肩-肩关节-锁骨穴区，针后即刻令患者做外展、上举、后伸动作，并做"爬墙"的锻炼，活动 1 分钟后，患者自述疼痛明显缓解，活动范围亦有所增大。然后，毫针取穴：肩髃、肩髎、肩贞、中平、承山、后溪。其中，中平透刺承山。最后，毫火针针刺阿是穴，并采用针套罐。前后共治疗 10 次，肩痛消失，各项活动恢复正常。

六、按语

（1）治疗期间，令患者做"爬墙""伸臂"等运动锻炼，可改善肩周气血循环，有利于本病的恢复。

（2）本病又称"五十冻肩"，风寒湿邪是本病的诱发因素，因此，日常护理应注意避免风、寒、湿邪，尤其是夏季避空调、出汗后避冷水等。

第三节　肱骨外上髁炎

一、概述

肱骨外上髁炎，又称肘外侧疼痛综合征、肱桡滑囊炎，俗称网球肘，是以肘关节肱骨外上髁疼痛，伴有伸腕和前臂旋转功能障碍的一种慢性劳损性疾病。本病主要由前臂反复旋转或腕关节反复屈伸，造成前臂伸肌附着点过度牵拉、撕裂，局部充血、水肿及粘连，桡神经关节支受到刺激引起。网球运动员、乒乓球运动员、瓦工、钳工、厨师等前臂劳动强度大的人群多见此病。本病归属于中医学"肘痛""伤筋"的范畴。病位在肘部，多由肘部外伤或劳损，风寒湿邪侵袭局部致气血凝滞不通而引起。

二、临床表现

本病以肘关节外侧疼痛为主，在用力握拳或前臂旋前伸肘时加重，局部有压痛或条索状、结节样阳性反应点，由于疼痛导致前臂无力，握力减弱，严重时持物不能而落地，休息时疼痛明显缓解。肘部外观未见明显异常。

三、治疗

1. 火针针刺部位

火针针刺部位以局部阿是穴为主，选取曲池、手三里、冲阳。

2. 火针针刺方法

患者取仰卧位或坐位，充分暴露患侧肘部。以肱骨外上髁为中心，探寻压痛点或痛处皮下的结节或条索状等阳性反应点并作为治疗点，以酒精棉球进行常规消毒，中粗火针在酒精灯上将针尖烧至亮白，点刺每个治疗点 2～3 下，疾进疾出，深度在 0.2～0.3 寸，不留针。隔日 1 次，5 次为 1 个疗程。

3. 其他疗法

（1）毫针刺法：取阿是穴、曲池、手三里、阳陵泉，先针刺对侧阳陵泉得气后，嘱患者活动患侧肘部 10 分钟，后针刺局部阿是穴、曲池、手三里，得气后留针 20～30 分钟。阿是穴可同时配合温针灸。

（2）皮肤针法：以皮肤针围绕局部阿是穴做环形中度叩刺，以微微出血为度，选用合适口径的火罐进行吸拔，留罐 5～10 分钟，2～3 次/周。

（3）三棱针法：用三棱针迅速点刺阿是穴，深度为 0.5～1 分，疾进疾出，以出血为度，再拔以火罐，留罐 5～10 分钟，1～2 次/周。

（4）艾灸法：将艾条点燃，对准肘部阿是穴以雀啄法施灸，待局部皮肤红润，再灸曲池、手三里、外关穴，每日 2 次，7 日为 1 个疗程。也可使用隔姜灸，在局部阿是穴、曲池、手三里、外关穴上放置厚 0.2～0.3cm 的鲜姜片，小艾炷放于姜片上，每穴灸 3～5 壮，每日 1 次，10 日为 1 个疗程。

（5）耳针法：贴压法，取肘、肾上腺、神门，贴压后强刺激，2～3 日后疼痛可明显减轻或痊愈。

（6）穴位注射：取局部阿是穴，每次取 2 穴，用当归注射液或丹参注射液注射，每穴 2ml，2 次/周。

四、验案分享

田某，女，58 岁，家庭主妇。因春节前大扫除、备置年货等大量繁重家务劳动，导致两肩臂沉重酸痛。某日炒完菜，左手端起锅盛菜之时，突然感觉左侧肘部外侧疼痛，压痛明显固定，肘关节屈伸活动尚可，握力减弱，拧毛巾时疼痛加重，诊断为肱骨外上髁炎。使用针尖烧至白亮的毫针，对肘部阿是穴、手三里、曲池进行点刺，每穴点刺 2～3 下，针后即感疼痛明显缓解，此法每日 1 次，连续 3 次，疼痛消失。

五、按语

（1）火针治疗网球肘，镇痛效果确切，可缩短病程、预防肌肉萎缩、改善肌肉力量、减轻患者病痛。

（2）治疗期间尽量减少腕肘关节活动，避免肘部过度用力和劳累，勿提重物，避免再度损伤而复发或加重。

（3）注意保暖，避免风寒邪气侵袭引起复发。

第四节　腱　鞘　囊　肿

一、概述

腱鞘囊肿是发生在关节附近，为在关节囊、韧带或腱鞘内的囊性肿物，囊内为透明胶状黏液。本病属于中医学"筋瘤""筋结"等范畴。中医学认为本病多由劳累过度，筋脉受损，气血不通，瘀阻经络，气血凝滞而成，或外感寒邪，客居经脉，湿浊凝聚于皮下而成。现代医学认为本病多与关节或腱鞘部的慢性劳损、机械性刺激、外伤等有关。本病病位在筋，好发于青壮年，多见于女性。

二、临床表现

本病最常见于腕背部、腕舟骨及月骨关节的背侧，拇长伸肌腱及指伸肌腱之间，也可见于踝背部和腘窝处。起病快，但增长较缓慢，多数患者无疼痛感，少数有局部胀痛。局部可见一个半球形隆起，肿物凸出皮肤，表面光滑，边界清楚，皮色不变，质软，触之有波动感，基底固定或推之可动，压痛轻微或无压痛（图6-1）。发生在腘窝处者，伸膝时可见鸡蛋大小的肿物，屈膝时在深处不易触摸。

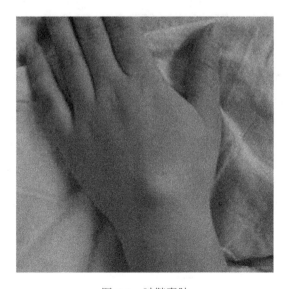

图6-1　腱鞘囊肿

三、辨证分型

患者有明显的感受风寒史，遇风寒痛增，得温痛减，畏风恶寒，舌红、苔薄白，脉弦紧，为外邪袭络型；患者有明显的外伤或劳损病史，患处疼痛拒按，舌质暗、有瘀斑，脉弦，为气滞血瘀型。

四、治疗

1. 火针针刺部位

火针针刺部位选取囊肿局部。

2. 火针针刺方法

根据患者病变部位，让患者充分暴露囊肿局部，使囊肿更为高凸和固定。首先在腱鞘囊肿部位及周围进行常规消毒，术者固定囊肿，避开血管，将火针置于酒精灯外焰处加热至白亮时迅速将针刺入囊肿内部，以达到囊肿基底部为度，然后迅速将针拔出。根据囊肿大小可以每平方厘米散刺 2～4 针。刺后用无菌干棉球进行挤压，排出胶状液体，挤压干净后，用酒精棉球擦拭干净。若囊肿较大，需放置无菌纱布垫压，用弹力绷带加压固定 3 日。如治疗 1 次未愈，可以隔 3～5 日再治疗 1 次，4 次为 1 个疗程。

3. 辨证取穴（表 6-3）

表 6-3　腱鞘囊肿辨证取穴

主穴	阿是穴（囊肿局部）	
配穴	外邪袭络型	风池、阴陵泉
	气滞血瘀型	膈俞、胆俞

4. 其他疗法

（1）毫针刺法：取阿是穴，采用局部围刺法，囊肿发于手腕部可以配外关，发于足背部配解溪。局部常规消毒，在囊肿正中和四周各刺入 1 针，针尖均刺向囊肿正中，以刺破囊壁为度，留针 20～30 分钟，可以配合艾灸。

（2）耳针法：选取指、神门、肾上腺、内分泌、肝、脾，采用毫针刺法，选单耳或双耳，每日或隔日 1 次，每次留针 10～20 分钟，中、强刺激，每 5 分钟行针一次。5～7 次为 1 个疗程，疗程间隔 3～5 日。

（3）三棱针法：选取阿是穴，囊肿部位常规消毒，医者一手固定囊肿，另一手持三棱针对准囊肿最高点迅速刺入，出针后用力挤压囊肿，排出胶性黏液，局部常规消毒后加压包扎 2～3 日。

五、验案分享

黄某，女，48 岁，2010 年 5 月 8 日就诊。患者因左腕背处圆形凸起半年就诊，无疼痛，皮色正常，表面光滑，边界清，活动度好，质稍硬，压之有波动感，压痛（+）。舌质暗，脉弦。诊断为腱鞘囊肿。治疗以中粗火针点刺局部阿是穴，挤出囊液，再以细火针浅刺膈俞、胆俞，1次治愈。（摘自：林国华，李丽娜. 火针疗法 [M]. 北京：中国医药科技出版社，2014.）

六、按语

（1）火针治疗腱鞘囊肿简便易行，具有痛苦小、疗效好、免除手术之苦等特点。

（2）火针治疗时应对准治疗部位，避免伤及周围正常组织，针刺时要把握好深度。

（3）治疗后2日内针刺部位不能沾水，以防出现感染；针刺后适当加压，否则会引起局部皮肤增厚。

（4）在日常生活中，避免一些不良生活习惯，如使用鼠标时间过长，可以导致手关节滑膜囊的损伤。所以，在使用鼠标时应每隔1小时休息5～10分钟，在休息时可以做一些有针对性的运动，以增加腕部的柔韧度和肌力，减少本病的发生。

第五节　膝关节滑膜炎

一、概述

膝关节滑膜炎是指膝关节受到急性创伤或者慢性劳损时，造成膝关节滑膜层损伤或破裂，组织水肿、充血，渗出液增多，致关节腔内大量积液或积血的一种无菌性炎症反应性疾病。本病属于中医学"痹证"范畴。中医学认为外伤或慢性劳损，筋脉受伤，气滞血瘀，加之感受风寒湿邪，阻滞经络，瘀血内阻，水津失布，可使膝部逐渐出现肿胀、功能障碍。

二、临床表现

本病表现为膝关节肿胀、疼痛，运动及负重活动受限，有急性和慢性之分。急性滑膜炎常见于爱运动的年轻人，有明确的外伤史，伤后出现膝关节肿胀、疼痛、活动困难、跛行，常伴有局部皮温升高、皮肤肿胀紧张。慢性滑膜炎多见于中老年人，有慢性劳损病史，关节肿胀、疼痛，下蹲困难，劳累及寒冷刺激后疼痛程度加重，休息及得暖后减轻，局部皮温多正常。检查时多见髌韧带两侧膝眼处隆起、饱满，以手触诊感觉松软，甚至有囊性感，浮髌试验阳性。关节穿刺多为淡黄色、清亮液体，或有血液而呈粉红色。

三、治疗

1. 火针针刺部位

火针针刺部位取局部阿是穴。

2. 火针针刺方法

在关节肿胀部位按压寻找痛点，即阿是穴（常见于髌骨外上缘部位）。患者取坐位，膝关节屈曲。局部皮肤常规消毒后，选用中粗火针烧至白亮，快速点刺，深度为 0.2～0.5 寸，迅速出针，然后拔罐抽吸积液，抽吸完成后用消毒干棉球重按针孔片刻。2 周治疗 1 次，每次选用 2～4 穴。

3. 其他疗法

（1）毫针刺法：以犊鼻、血海、梁丘、阿是穴为主。常规针刺操作，留针 20～30 分钟，每日 1 次。

（2）三棱针法：以三棱针点刺肿胀或疼痛部位，使出血或流出积液后加拔火罐。

四、验案分享

患者，女，45 岁，教师。自述不明原因右侧膝关节疼痛 1 个月余，近日加重，行走困难。对比两侧膝关节，右侧髌骨外缘上方略肿且压痛明显，指切以"+"标记。让患者坐在低凳上，右足尖着地，屈曲右侧膝关节。安尔碘消毒压痛点及周围皮肤，选直径 0.4mm、长 40mm 火针，烧红针尖及针身，快速点刺"+"点，流出淡黄色积液量约 20ml。擦去积液，消毒棉球按压针孔，胶布固定。10 日后复诊肿痛消失，右侧膝关节活动自如，按压髌骨外缘上方仍有疼痛。如法再点刺，放出积液 5ml，棉球按压并用胶布固定。又 10 日后三诊，无肿痛及压痛，治疗结束。（摘自：马占松.火针点刺治疗膝关节滑膜炎 27 例［J］.针灸临床杂志，2009，25（3）：25.）

五、按语

（1）本病易导致关节腔内形成积血或积液，一旦生成积血或积液可能会导致滑膜增生或肌肉萎缩，应及时进行处理。

（2）膝关节滑膜功能和形态的改变会波及膝关节软骨，不及时治疗会导致膝骨性关节炎的发生。

第六节　膝骨性关节炎

一、概述

膝骨性关节炎，又称膝关节增生性关节炎，是一种由于膝关节退行性变、外伤、过度劳累等因素引起的慢性骨关节疾病。本病常发生于中老年人，尤其多见于女性；可双侧发病，也可单侧发病。本病属于中医学"痹证"范畴。其发病常与外感风、寒、湿、热等病邪及人体正气不足有关。外邪侵入机体，痹阻关节、肌肉、经络，气血痹阻不通可致本病。

二、临床表现

本病发病缓慢，膝关节隐痛，初期活动、受累后加重，休息后减轻，进而持续疼痛，伴关节僵硬，活动后见好转；后期关节肿胀、增大，活动受限、畸形。检查可见膝关节周围多有压痛，症状严重者膝关节屈伸活动受限，有积液者浮髌试验阳性。X线检查示关节间隙狭窄，软骨下有囊性变和骨质硬化，关节边缘有骨刺、骨赘形成，髁间隆起高尖，可辅助临床诊断。

三、辨证分型

疼痛游走，痛无定处，时见恶风发热，舌淡、苔薄白，脉浮，为行痹（风痹）；疼痛较剧，痛有定处，遇寒痛增，得热痛减，局部皮色不红，触之不热，苔薄白，脉弦紧，为痛痹（寒痹）；肢体关节酸痛，重着不移，或有肿胀，肌肤麻木不仁，阴雨天加重或发作，苔白腻，脉濡缓，为着痹（湿痹）；关节疼痛，局部灼热红肿，痛不可触，关节活动不利，可累及多个关节，伴有发热、恶风、口渴烦闷，苔黄燥，脉滑数，为热痹。

四、治疗

1. 火针针刺部位

火针针刺部位以膝关节局部穴位为主，如犊鼻、梁丘、血海、阳陵泉、膝阳关等。

2. 火针针刺方法

患者取仰卧位，使膝关节呈屈曲位，膝下垫软枕。常规消毒，将中粗火针烧红，疾进疾出，每个腧穴点刺 2～3 针，出针后用消毒干棉球按压针孔片刻。或用毫火针烧针进行针刺，留针 30 分钟；膝关节周围有积液者，用粗火针点刺后加拔罐，可有血液或液体顺针孔流出，令血液或液体自然流尽，再用干棉球重按针孔。

3. 辨证取穴（表6-4）

表 6-4　膝骨性关节炎辨证取穴

主穴		膝眼、梁丘、阳陵泉、膝阳关
配穴	行痹	膈俞、血海
	痛痹	肾俞、关元
	着痹	阴陵泉、足三里
	热痹	大椎、曲池

4. 其他疗法

（1）毫针刺法：以膝眼、梁丘、阳陵泉、膝阳关为主穴，加辨证配穴。大椎、曲池可点刺出血；肾俞、关元用灸法或温针灸法。留针 20～30 分钟，每日 1 次。

（2）皮肤针法：以皮肤针重叩脊背两侧和关节病痛部位，使出血少许并加拔火罐。

（3）电针法：根据膝关节疼痛主要部位进行辨经取穴，针刺得气后，接通电针仪，用疏密波治疗 30 分钟。

（4）穴位注射法：选用当归注射液、健骨注射液等，在病痛部位选穴，每穴注入 0.5～1ml，注意勿注入关节腔内。每隔 1～3 日注射 1 次。

（5）艾灸法：用艾灸盒进行膝关节局部灸，重灸、强刺激，艾灸 60 分钟，每日 1 次。

五、验案分享

赵某，男，46 岁，工人。双侧膝关节肿痛数月余。患者近 2 年来在东北打工，夜居地下室，致两膝肿痛，活动不利，1 个月前加重。检查：两膝肿胀饱满，有浮髌现象。诊断为痹证（膝骨性关节炎）。选用直径为 0.5mm 的火针，把针放到酒精灯上灼烧，右手施针，左手固定患伤部位。于内、外膝眼及血海穴刺入，针刺深度为 0.2～0.5 寸，随后立即拔针。流出黄色澄清液体约 20ml，1 次即明显好转，间隔 1 周后重复 1 次，5 次后痊愈，1 年后随访，未见复发。（摘自：董春江.火针疗法治疗增生性膝骨关节炎 256 例疗效观察［J］.临床医药文献杂志，2015，2（2）：255.）

六、按语

（1）本病应注意排除骨结核、肿瘤，以免延误病情。

（2）火针治疗膝骨性关节炎有较好的效果，治疗前注意严格消毒，治疗后注意针孔清洁，以防感染。

（3）治疗期间避免膝关节剧烈活动，同时注重股四头肌肌力训练。

（4）注意膝关节保暖，避免风寒湿邪的侵袭。肥胖者应注意控制体重、适当运动。

第七节　腰椎间盘突出症

一、概述

腰椎间盘突出症是因腰椎椎间盘变性、纤维环破裂、髓核突出刺激或压迫神经根、马尾神经所表现的一种临床综合征。本病归属中医学"痹证""腰痛""腰腿痛"范畴，其发生多因腰椎间盘退行性改变，加之体质虚弱、过度劳累等因素，日久肾精亏虚，筋骨失于濡养而引发。本病病位在腰，与肾关系密切。病机为经络痹阻，气血不畅；肾精亏虚，腰府失荣。本病多属虚实夹杂之证。

二、临床表现

本病以腰部疼痛为主，可向一侧臀部、下肢放射，当咳嗽、打喷嚏时疼痛加重。间歇性跛行，腰部变直或侧弯，肌肉紧张，活动受限，局部压痛明显，下肢神经支配区皮肤有感觉过敏或迟钝，病程久者出现肌肉萎缩。病情严重者，疼痛难忍，彻夜难眠，无法站立行走，给患者带来了极大的痛苦，严重影响患者的生活和工作。

三、辨证分型

腰部冷痛重坠，遇阴雨寒冷时加重，得温热缓解，舌淡、苔白滑，脉弦迟，为寒湿痹阻型；腰部疼痛多为刺痛，痛处固定不移，舌质暗或有瘀斑，脉涩，为瘀血阻滞型；腰部酸痛隐隐，喜按喜揉，遇劳加重，眩晕耳鸣，神疲健忘，脉细，为肾精亏虚型。

四、治疗

1. 火针针刺部位
火针针刺部位取局部阿是穴（痛点）、突出部位相应夹脊穴、肾俞（双）、大肠俞（双）、秩边、环跳、承扶、殷门、委中、阳陵泉。

2. 火针针刺方法
患者取健侧卧位，充分暴露针刺部位。以酒精棉球进行常规消毒，用中粗火针在酒精灯上烧至通红后直接点刺穴位。阿是穴（局部痛点）、突出部位相应夹脊穴、肾俞（双）、大肠俞（双）、委中、阳陵泉每穴点刺 1～2 下，深度为 0.2～0.3 寸，秩边、环跳、承扶、殷门每穴点刺 3 下，深度为 0.3～0.5 寸，均不留针。

3. 辨证取穴（表 6-5）

表 6-5 腰椎间盘突出症辨证取穴

主穴	阿是穴（局部痛点）、突出部位相应夹脊穴、肾俞（双）、大肠俞（双）、秩边、环跳、承扶、殷门、委中、阳陵泉	
配穴	寒湿痹阻型	腰阳关、风府、命门
	瘀血阻滞型	膈俞、血海
	肾精亏虚型	太溪、三阴交

4. 其他疗法
（1）毫针刺法：主穴取肾俞、大肠俞、阿是穴、委中，加辨证配穴。直刺，留针 20～30 分钟；寒湿痹阻型，腰部腧穴可配合温针灸或艾灸。

（2）皮肤针法：以皮肤针叩刺腰部阿是穴，以患处皮肤潮红渗血如珠为度，后用玻璃罐吸拔叩刺部位，留罐 5～10 分钟。下肢感觉迟钝或麻木者，可用皮肤针叩刺患侧下肢膀胱经或胆经，以皮肤隐隐出血为度，隔日 1 次。

（3）三棱针法：患者取坐位或站立位，委中穴以酒精棉球进行常规消毒，左手拇指压在被刺部位下方，刺手持三棱针对准委中青紫脉络处，呈 60° 刺入，疾进疾出，让瘀血流出，待血自然流止，可用棉签按压静脉上方以助瘀血排出。血止后用消毒干棉球按压针孔，可以贴创可贴保护局部。

（4）艾灸法：寒湿痹阻型在腰局部进行艾条灸或温灸器灸，至皮肤温热红润为度，每次 30 分钟，每日 1 次，10 日为 1 个疗程。

（5）耳针法：耳穴腰椎、下肢常规消毒后，用 1.5 寸毫针沿皮透穴刺法，从腰椎向下平刺下肢，由于刺激强，耳郭迅速发红发热，不做手法，留针 0.5～2 小时，两耳隔日针刺，7 日为 1 个疗程。

（6）穴位注射法：肾俞、大肠俞、阿是穴，寒湿痹阻、瘀血阻滞型用当归注射液或丹参注射液，肾精亏虚型用胎盘注射液，每次取 2～3 穴，交替注射，每穴注射 2ml，隔日 1 次，每周 2～3 次。

五、验案分享

赵某，女，40 岁。1 年前诊断为腰椎间盘突出症，近日由于连日加班，正赶气温下降，腰部疼痛加重，并觉右侧大腿沉重麻木，不能就座，腰部肌肉紧张不能俯仰，卧床时难以转侧。既往 X 线片结果：腰椎椎体无异常，L_4～L_5 节段突出，舌苔白腻，脉沉，属寒湿痹阻型。取阿是穴、突出部位夹脊穴、腰阳关、承扶、委中、承山，用针身烧至通红的中粗火针进行点刺，每穴 2～3 下，针后患者即觉疼痛明显减轻，腰部变得松软。此法隔日 1 次，连续治疗 5 次，症状基本消失，腰部活动如常。

六、按语

（1）针灸治疗腰椎间盘突出症疗效确切，止痛效果明显，改善下肢麻木、沉重症状显著，减轻患者痛苦，改善身体活动能力。

（2）患病期间应注意休息，避免劳累，急性期要卧硬板床休息，行走活动时，可借助支撑带固定。

（3）日常要注意腰部保护，避免直接弯腰提取重物。注意保暖，防止受凉和坐卧潮湿阴冷之处。通过传统功法或适当腰部肌力训练，以增加肌力，巩固关节的稳定性，以防复发。

第八节 跟 痛 症

一、概述

跟痛症是一类以足跟部周围疼痛为主要临床表现的病症，可由局部软组织慢性劳损、局部无菌性炎症、跟骨骨刺等多种原因引起。本病散见于中医学"痹证""肾痹""足痛"之中，多发于中老年人。其发病常与筋骨痿弱、土虚水泛之不荣则痛及风寒湿等病邪侵袭之不通则痛有关。本病病位在筋、骨，主要与肾、脾、肝有关。基本病机是筋骨失于濡养，风、寒、湿杂而为痹。

二、临床表现

本病多发生于单侧，少数患者双侧均出现疼痛。

患者通常表现为足跟部痿软隐痛或针刺样疼痛或酸胀困痛。其中，痿软隐痛通常表现为患足痿软无力，活动困难，或越活动疼痛越重；针刺样疼痛通常表现为久卧或久坐后站立时足跟部接触地面产生剧烈疼痛，待稍加活动后疼痛缓解；酸胀困痛通常表现为局部酸胀困痛，痛处固定，甚则挛急，亦可见麻木不仁。

三、辨证分型

足部痿软无力，隐隐作痛，喜热喜按，活动困难，动后痛甚，伴有腰膝酸软，头晕目眩，视物昏花，舌淡，苔白，脉沉弱，为筋骨痿弱型；久卧或久坐后站立时足跟部接触地面产生剧烈疼痛，待稍加活动后疼痛缓解，舌淡，苔白腻，脉滑，为土虚水泛型；局部酸胀困痛，痛处固定，甚则挛急，或伴有麻木不仁，舌淡暗，苔白或腻，脉弦紧或滑，为寒湿痹阻型。

四、治疗

1. 火针针刺部位

火针针刺部位选取局部阿是穴。

2. 火针针刺方法

令患者取俯卧位，在患侧足部以拇指做深部触压，探查压痛点，以酒精棉球进行常规消毒，用中粗火针在酒精灯上烧至通红后，在压痛点点刺，深达骨面，疾进疾出，不留针；然后在压痛点旁开2cm处围刺3针，隔日1次。

3. 辨证取穴（表6-6）

表6-6 跟痛症辨证取穴

主穴		阿是穴（压痛点）、太溪、阳陵泉
配穴	筋骨痿弱型	肝俞、肾俞、志室
	土虚水泛型	脾俞、肾俞
	寒湿痹阻型	申脉、照海、三阴交、悬钟、风市

4. 其他疗法

（1）毫针刺法：以阿是穴、太溪、阳陵泉为主穴，加辨证配穴。筋骨痿弱者加肝俞、肾俞、志室；土虚水泛者加脾俞、肾俞；寒湿痹阻者加申脉、照海、三阴交、悬钟、风市。留针20～30分钟，每日1次。

（2）中药熏洗法：采用中药熏洗患处治疗。药物组成：麸炒白术20g，艾叶20g，连翘20g，透骨草20g，红花20g，鸡血藤15g，延胡索15g。筋骨痿弱者加伸筋草20g，补骨脂 30g；土虚水泛者重用麸炒白术至 50g；寒湿痹阻者加独活 20g，羌活 20g。加水 3000ml，煮沸 20 分钟，先熏患足，待药液温度下降至不烫手时，将患足泡入药液中 20 分钟。每日 1 次，连续治疗 10 日，熏洗时注意遮盖，以保持药液的温度，注意勿烫伤皮肤，足部有皮肤破溃或感染时禁用。

（3）穴位注射疗法：以 2%利多卡因 5ml，醋酸曲安奈德注射液 2.5ml，维生素 B$_{12}$ 注射液 2ml，用生理盐水稀释成 10ml 注入阿是穴。先用碘伏棉球常规消毒后，每穴注射 1ml。

五、验案分享

曹某，男，51 岁，教师。左侧足跟疼痛 1 周。查患者足跟部酸胀困痛，挛急不适，并且伴有麻木不仁感，每逢阴雨天气及过度活动后疼痛加重，曾活动不足 1km 即疼痛难忍，舌暗，苔白腻，脉弦紧。中医辨证属寒湿痹阻，首先令患者俯卧，足部压痛点较多，选择压痛最明显的两个点，用粗火针疾刺，深达骨面，然后在压痛点旁开 2cm 处围刺 3 针，隔日 1 次。配合毫针常规针刺申脉、照海、三阴交、悬钟、风市。复诊时患者诉疼痛明显减轻。隔日治疗 1 次，治疗 5 次后，患者尝试性慢走 3km，未出现疼痛。前后共治疗 10 次，诸症皆消。

六、按语

（1）治疗期间嘱咐患者尽量避免久立及久行，因久立伤骨，久行伤筋，不利于本病的恢复。

（2）嘱患者避免风寒，避免足部涉冷水。火针后 24 小时内避免沾水。

第九节　软组织损伤

一、概述

软组织损伤是剧烈活动或持重不当、跌仆、牵拉或慢性劳损等原因，引起筋脉及关节活动损伤而形成的一类疾病的总称，包括肌肉、肌腱、腱鞘、韧带和滑囊的损伤，属中医学"筋伤"范畴。损伤部位疼痛、肿胀、出血、瘀血斑、畸形及功能障碍。急性软组织损伤起病突然，有明显的外伤史，症状明显，疼痛较剧烈，肿胀明显，常伴有出血及瘀血斑，关节活动明显受限，重伤则局部红肿高耸，严重者可有畸形。

二、临床表现

患者有明显外伤史或劳损病史，局部迅速肿胀，肢体活动障碍且疼痛剧烈；局部明显压痛，出现瘀血斑，甚至皮下瘀肿和波动征阳性；损伤约 2 周后，血肿大部分消退，疼痛慢慢消失，功能逐渐恢复或仅有轻度功能障碍；X 线检查出现脱位、骨折等；少数患者由于损伤较重而恢复时间延长，患处肿胀或有硬结、隐隐作痛、肢体活动受限等症状仍然存在。

软组织常出现损伤的部位有肩部、腰部、足踝部等。

肩部软组织损伤表现：急性的肩部软组织损伤通常有明显的外伤史，如跌倒、碰撞或过度牵拉等；慢性的损伤可以由反复的过度使用引起，如打网球、游泳等。会出现肩部反复疼痛、肩部肿胀、肌肉僵硬，活动受限，不能完成外展、后伸等动作，肌力下降，甚者夜间疼痛，彻夜难眠，严重影响患者生活质量。

腰部软组织损伤表现：临床中急性腰部软组织损伤的患者多由搬重物、剧烈运动等诱发因素引起，慢性的损伤多见于司机、会计、教师等常久坐的职业，亦可由打麻将、织毛衣等事件诱发。腰部软组织损伤会出现腰部活动明显受限，不能挺直，弯腰、转腰困难，甚者咳嗽、打喷嚏等均会诱发腰部疼痛。

足踝部软组织损伤表现：急性足踝部损伤通常由剧烈运动或上下楼踩空等原因引起，急性损伤较重或未能得到有效治疗迁延日久则转变为慢性损伤。足踝部软组织损伤会出现足踝部肿胀疼痛，行走困难，严重者不能挪步，甚至不能站立。

三、辨证分型

局部肿胀，肢体活动障碍，疼痛剧烈，可伴有瘀血斑，甚至皮下瘀肿，波动征阳性，舌暗或有瘀点，苔白或腻，脉弦或涩，为气血瘀滞型；患处肿胀或有硬结，隐隐作痛，肢体活动受限，舌淡或暗，苔白或腻，脉沉弱无力，为筋伤失养型。

四、治疗

1. 火针针刺部位
火针针刺部位选取局部围刺。

2. 火针针刺方法
患处用 0.5%碘伏严格消毒，钨钢合金火针（0.8mm×50mm）在酒精灯外焰烧至通红透亮，快速进针至损伤组织内，刺入深度为 12~25mm，速刺不留针，根据损伤范围大小，确定施针多少，一般每隔 1.5cm 左右刺 1 针，针孔出血不做处理，任其自凝，隔 2 日治疗 1 次。治疗后嘱患者保持针孔干燥，当日不能触及生水。

3. 辨证取穴（表 6-7）

表 6-7　软组织损伤辨证取穴

主穴		阿是穴（压痛点）、阳陵泉
配穴	气血瘀滞型	膈俞、血海
	筋伤失养型	肝俞、脾俞、筋缩
	肩部软组织损伤	肩髃、肩髎、肩贞
	腰部软组织损伤	腰阳关、腰俞、承山
	足踝部软组织损伤	丘墟

4. 其他疗法

（1）毫针刺法：采用损伤部位局部围刺法，根据损伤范围大小，确定施针多少，一般每隔 1.5cm 左右刺 1 针。

（2）耳针沿皮透穴刺法：选用 0.30mm×25mm 的一次性毫针。先将皮肤常规消毒，用左手固定耳郭，拇指在前，示指和中指从后方将患处所对应的耳针穴区的耳郭局部顶起，右手拇、示、中指持针，从患处所对应的耳针穴区的上端呈小于 10° 刺入，然后沿着皮下与皮下软骨之间通达所选整个穴区的皮下，如果一针难以通贯全程，可采用 2～3 支毫针相接连续刺入。进针后，用小幅度的捻转手法捻 5～7 下，留针期间可行此法 2～3 次，以加强针感，共留针 30 分钟。针毕后，即刻令患者做患部活动，反复做数分钟，越是活动困难的动作，越要多做。留针期间，根据患者的病情及体力，也要不断地或间歇地做患部的活动。

（3）推拿疗法：采用弹拨、分筋、理筋等手法。推拿时要摸清病变所在部位，细细体会，通常可触及结节、高隆、变硬及筋出槽等感觉。手法要准、深、沉，动作要慢，有筋出槽的要让其恢复原位，要触动病变组织，但切忌用力过猛，治疗时间一般约 2 分钟。在前 2～3 次治疗后，其间采用热敷患处，并使其得到充分休息；治疗 3 次后患者应加强锻炼以促进患处的功能恢复。

（4）温针灸疗法：选用 0.3mm×25mm 的一次性毫针。按照病灶面积，每平方厘米 3～5 针，每次针刺总数以 5～20 针为宜，进针提插数次得气后留针。在每平方厘米病灶的数支针中，选取其中 1 针，在针柄上装 2cm 左右艾段，进行温针灸，连烧 2 次，燃尽后出针，每日治疗 1 次。

（5）艾灸疗法：对损伤局部区域施以艾条温和灸，每个部位灸 3～5 分钟（急性软组织损伤需过 24 小时后采用灸法）。

五、验案分享

姜某，男，18 岁，学生。患者因 1 小时前打篮球活动不当致左踝关节损伤，局部肿胀疼痛，不能缓解，遂来就诊。X 线检查未见骨折、脱位征象。现左足外踝前下方肿胀、压痛明显，踝关节活动受限。首先应用耳针沿皮透穴刺法刺踝关节穴区，并令患者活动踝关节，1 分钟后，患者自述疼痛缓解，已经可以慢慢走动。然后用钨钢合金火针（0.8mm×50mm）点刺 5 针，流出瘀血，患者自述局部肿胀感亦明显缓解。前后共治疗 5 次，踝关节恢复正常。

六、按语

（1）对于急性的软组织损伤，一般建议 24 小时以内可以局部冰敷，以促进止血及局部水肿的吸收，24 小时以后可以热敷及应用灸法。

（2）治疗期间嘱患者不要进行剧烈活动，以免引起再次损伤，治疗恢复后运动量也应该逐渐增大，预防损伤再次发生。

第七章　皮肤外科病症

第一节　带状疱疹（蛇串疮）

一、概述

带状疱疹是一类以皮肤突发簇集状疱疹，排列呈带状，并伴有剧烈疼痛为主症的病症，是由水痘带状疱疹病毒所致的急性疱疹性皮肤病。因疱疹常累累如串珠样，状如蛇形，故中医名之"蛇串疮""蛇丹"；又因多见于腰、胁部而得名"缠腰火丹"。其发病常与情志不畅、过食辛辣厚味、感受火热时毒有关。病位在皮部，主要与肝、脾有关，基本病机是火毒湿热蕴蒸于肌肤、经络。

二、临床表现

本病多发生于身体一侧，以腰、胁部最为常见，发于胸背部、面部者次之。

本病初起患部皮肤灼热刺痛、变红，继而出现簇集性粟粒大小丘状疱疹，迅即变成三五成群的小水疱，多呈带状排列，疱群之间肤色正常，患部呈条带状刺痛、灼痛。2~3周后水疱渐渐干燥结痂，痂退而愈。愈后一般不留瘢痕。疱疹消失后部分患者可遗留疼痛，可持续数月或更久。

三、辨证分型

皮损色鲜红，灼热刺痛，水疱饱满，疱壁紧张，伴有口苦咽干，烦躁易怒，大便干、小便短赤，舌红、苔黄，脉弦滑数，为肝经郁热型；皮损色暗淡，疱壁松弛，常有糜烂渗出，起黄白色水疱，伴有脘腹痞闷，纳呆，口不渴或口黏，大便黏腻不爽，小便量少，舌淡、苔白腻或黄腻，脉滑数，为脾经湿热型；皮疹消退后，局部皮肤遗留顽固性疼痛，皮肤色暗，伴舌淡暗、苔白，脉弦细或涩，为瘀血阻络型。

四、治疗

1. 火针针刺部位
火针针刺部位选取局部皮损区、皮损区相应夹脊穴。

2. 火针针刺方法

根据病变部位，选择合适体位，充分暴露局部疱疹区，以酒精棉球（有皮肤破溃者可用碘伏）进行常规消毒，选择疱疹簇集处，用中粗火针或三头火针在酒精灯上烧至通红后，在疱疹饱满处点刺，深度达到疱疹基底部，疾进疾出，不留针。重复烧针点刺，每个部位点刺2～3下，点刺后用消毒棉签挤尽疱液。隔日1次。

或可在点刺区域局部加以合适口径的火罐进行吸拔，留罐5分钟左右，以局部疱疹区皮肤轻度瘀血并流出少量瘀血或渗出液为宜，用消毒棉签清洁局部。点刺、拔罐可反复进行，直至疱疹区无明显水疱为止。

对于带状疱疹后遗神经痛，可用火针点刺皮损区及其相应夹脊穴（图7-1）。

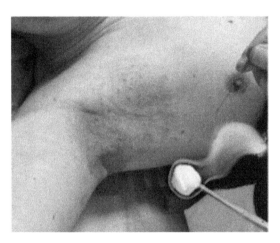

图7-1　带状疱疹后遗神经痛火针治疗

3. 辨证取穴（表7-1）

表7-1　带状疱疹辨证取穴

主穴	阿是穴（局部皮损区）、皮损区相应夹脊穴、阳陵泉、支沟、外关	
配穴	肝经郁热型	行间、侠溪
	脾经湿热型	阴陵泉、丰隆
	瘀血阻络型	膈俞、血海

4. 其他疗法

（1）毫针刺法：以阿是穴、夹脊穴、阳陵泉、支沟、外关为主穴，加辨证配穴。皮损局部围刺、浅刺，在疱疹区的头、尾各刺一针，两旁可选取数点向疱疹区中央沿皮平刺；夹脊穴向脊柱方向斜刺，行捻转泻法。留针20～30分钟，每日1次。

（2）皮肤针法：以皮肤针叩刺病变部位相对应的脊神经分布区及背俞穴，并叩刺阿是穴，中度叩刺，以微微出血为度，并加以合适口径的火罐进行吸拔，留罐5分钟。

（3）三棱针法：选取疼痛明显的疱疹，常规消毒后，在疱疹周围用三棱针点刺出血。亦可加以合适口径的火罐进行吸拔，留罐5分钟。

（4）艾灸法：对局部疱疹区施以艾条温和灸，每个部位灸3～5分钟。以热引热，透达邪毒。

（5）耳针法：耳尖放血，配合耳穴肝、脾、肺、下屏尖、屏间、神门针刺，每次取 2～3 穴，强刺激，留针 20～30 分钟，每日 1 次。

五、验案分享

王某，女，38 岁，销售人员。左侧胁肋部疱疹 3 日，伴剧烈疼痛。左侧胁肋部可见条带状分布的红色疱疹，水疱饱满，密集成簇，伴心烦、小便短赤，舌尖红、苔白，脉弦滑。患者近日因工作不顺，心烦气躁，肝火内生而发病。先用火针点刺疱疹区，配合火罐吸拔疱疹液及血液，使局部无明显水疱，消毒棉签清洁局部。配合毫针常规针刺阳陵泉、支沟、外关、行间、侠溪、神门，并围刺疱疹区留针 20 分钟。复诊时患者诉疼痛明显减轻。隔日治疗 1 次，治疗 3 次后，疱疹逐渐消退。后以火针点刺皮损区及其相应夹脊穴，隔日治疗 1 次，4 次后，胁肋部疼痛消失。

六、按语

（1）针灸治疗带状疱疹疗效确切，在急性期可促进疱疹吸收和结痂，减少渗出，缩短病程，预防后遗神经痛的发生；对带状疱疹后遗神经痛有良好的止痛效果，可减轻患者的痛苦。

（2）患病期间注意疱疹区清洁，尤其在火针治疗后有皮肤损伤渗出时，要保持病变区域清洁，不要用手频繁触碰，以免进一步诱发感染。

（3）本病属于病毒感染，好发于免疫力低下的人群，应注意休息，加强饮食营养，患病期间宜清淡饮食，不宜进食肥甘厚腻及辛辣腥膻之品，忌海鲜发物。

第二节 鸡眼（肉刺）

一、概述

鸡眼是以患处皮厚增生，其根深嵌入肉里，顶起硬结，形似鸡眼，行走或挤压时痛甚为主要表现的皮肤病，亦称"肉疔""肉刺"。其发病常由局部受挤压，气血运行不畅，肌肤失养导致。本病病位在皮肤，鞋履不适、长时间摩擦受压、足畸形、长期步行者易发本病。

二、临床表现

本病多发于足底和足趾间受压部位，偶发于手和胳膊。患部为圆锥形的角质增生，一般自针头到黄豆大或更大，质坚实，根部深陷，呈楔状，皮肤增厚，表面光滑与皮面相平或稍隆起，为褐黄色鸡眼样的硬结嵌入皮肉，疼痛明显，行走或受压时更甚。大多为 1～2 个，偶有多发者，一般不易自愈（图 7-2）。

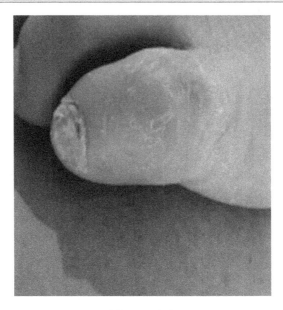

图 7-2 鸡眼

三、辨证分型

局部表面呈圆锥形硬结，灰黄色或蜡黄色，压之疼痛，舌苔薄白，脉滑，为痰湿凝结型；结块四周稍红，略肿压痛，舌红，苔薄，脉微数，为湿热毒聚型。

四、治疗

1. 火针针刺部位
火针针刺部位选取阿是穴（即鸡眼中心）。

2. 火针针刺方法
根据病变部位，选择合适体位，充分暴露局部区域，以酒精棉球进行常规消毒，根据鸡眼大小选择细火针或中粗火针，在酒精灯外焰上烧至通红后，在鸡眼正中坚硬如钉处快速刺入，深度达到鸡眼基底部，不宜过深，以免伤及正常组织，当针下阻力增加，患者有明显疼痛反应时表示已到鸡眼基底部，此时可出针。疾进疾出，不留针。点刺后用无菌干棉球按压针孔片刻。术后创可贴敷盖针孔，1～3 日后取下。1～2 周后，若硬结处未变软，可再按上法操作一次。

针毕，3 日内应保持局部洁净，不可接触污水，以免感染。

3. 辨证取穴（表 7-2）

表 7-2 鸡眼辨证取穴

主穴	阿是穴（鸡眼中心）	
配穴	痰湿凝结型	阴陵泉、丰隆
	湿热毒聚型	曲池、委中

4. 其他疗法

（1）毫针刺法：以阿是穴为主穴，加辨证配穴。采用围刺法，从鸡眼周围斜向鸡眼根部刺入3～5针，行捻转泻法。配穴也均用泻法。留针20～30分钟，每日1次。

（2）小针刀疗法：用肥皂水清洗足部，以鸡眼为中心直径5cm范围内常规消毒并铺巾，用1%利多卡因1～3ml浸润麻醉病灶局部，戴无菌手套，持小针刀从鸡眼侧方刺入鸡眼底部，左右横向剥离2～3次，再从与前次进针方向垂直的鸡眼外侧进针，与前次剥离方向垂直，在鸡眼底部剥离2～3次，出针后用无菌纱布加压5分钟后包扎患处，2～3日针眼闭合即可去除包扎敷料，在此期间避免伤口污染。

（3）艾灸法：将艾绒根据鸡眼大小做成艾炷，皮肤常规消毒，涂少量大蒜汁，将艾炷置于其上，点燃，当患者感到灼痛不能忍受时，将残灰夹去，换一艾炷复灸，灸至不痛为度。若一次不愈，1周后复灸。

（4）三棱针法：患处常规消毒后作局部浸润麻醉，用三棱针点刺肉刺中央区，快速刺入与拔出，挤压出血液少许，外盖消毒纱布，3日1次，5次为1个疗程。

五、验案分享

张某，女，48岁，销售人员。左足跖长一鸡眼数年。数年前左足跖前部长一鸡眼，曾多次修剪治疗，均不能痊愈，近日患处疼痛难忍，行走困难，患处如红豆大，黄白色，凸出皮肤，按压时疼痛，舌暗淡，苔白，脉沉细。患者久病，经脉不通，血凝气滞。用粗火针速刺鸡眼中间部分，深度达到鸡眼基底部，疾进疾出，不留针。点刺后用无菌干棉球按压针孔片刻。术后用创可贴敷盖针孔。1周1次，治疗3次后，鸡眼脱落，患者行走无疼痛。

六、按语

（1）鸡眼是因局部长期受压或摩擦而致气血瘀滞，痰瘀结聚，脉络不通则痛，火针治疗，一方面可以出其恶血，祛瘀生新；另一方面，借火针温热之力，软坚散结。针灸治疗鸡眼疗效确切。

（2）在鸡眼治疗过程中和治愈后，宜穿柔软棉质袜子或软底鞋，勿穿过紧、硬底的鞋子，保护好易受摩擦的部位，以防复发。

（3）平时不要用不洁剪刀、刀片等自行处理鸡眼或厚茧，以防感染。

（4）除火针治疗后3日外，坚持养成每晚热水泡脚的习惯，以软化鸡眼和脚垫。

（5）对于肥胖的患者，应适当减轻体重，避免长时间行走，以防足底受压过重导致本病的发生。糖尿病患者更应注意，以防引起糖尿病足。

第三节　下肢静脉曲张

一、概述

下肢静脉曲张是一种常见的周围血管性疾病，属于中医学"筋瘤"范畴，是以筋脉色紫、盘曲凸起如蚯蚓状、形成团块为主要表现的浅表静脉病变。本病多由于负重久行或多次妊娠或骤受风寒或外伤筋脉而致筋脉失养，屈曲交错成瘤。西医学认为静脉曲张是由静脉瓣膜缺陷、静脉瓣膜功能不全、静脉壁薄弱和静脉内压力持续升高引起的。本病多见于长久站立工作者或妊娠期妇女，多见于下肢。本病壮年期发病率最高。

二、临床表现

下肢静脉曲张患者的常见主诉是小腿部静脉隆起，患肢酸胀疼痛、乏力，局部皮肤色素沉着、湿疹等。早期患部下肢静脉怒张，隆起仅伴有患肢肿胀、沉重等；晚期患者常伴随慢性下肢溃疡、湿疹、血栓性脉管炎等（图7-3）。

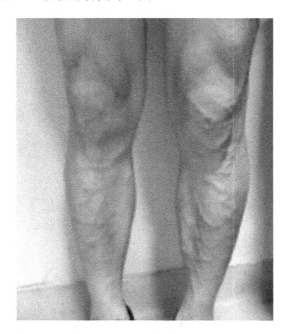

图 7-3　下肢静脉曲张

三、辨证分型

久站久行或劳累时瘤体增大，下坠不适感加重，常伴气短乏力，脘腹坠胀，腰酸，舌淡，苔薄白，脉细缓无力，为劳倦伤气型；瘤色紫暗，喜暖，下肢轻度肿胀，伴形寒肢冷，口淡不渴，小便清长，舌淡暗，苔白腻，脉弦细，为寒湿凝筋型；青筋盘曲，状如蚯蚓，表面色青紫，患肢肿胀疼痛，舌有瘀点，脉细涩，为外伤瘀滞型。

四、治疗

1. 火针针刺部位

火针针刺部位选取静脉隆起处。

2. 火针针刺方法

选择合适体位，充分暴露下肢部位，以酒精棉球（皮肤破溃者可用碘伏）进行常规消毒，选择静脉隆起处，用中粗火针或三头火针在酒精灯上烧红后，在瘀血静脉处点刺，疾进疾出，令其出血，可见血液从针孔中射出，以流血自凝为度（图7-4）。重复烧针点刺，每个部位点刺2~3下，出血量50ml左右，点刺后用消毒棉球按压即可，嘱咐患者24小时内不要沾水，2周1次。

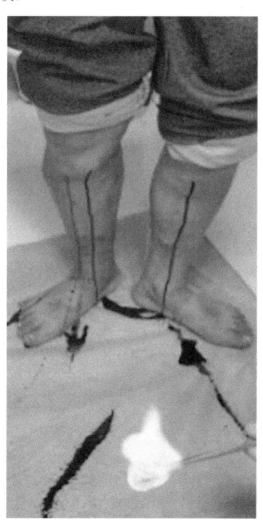

图7-4 下肢静脉曲张火针放血

3. 辨证取穴（表 7-3）

表 7-3　下肢静脉曲张辨证取穴

主穴	阿是穴（局部皮损区）、太渊、人迎	
配穴	劳倦伤气型	足三里、承山、关元
	寒湿凝筋型	阴陵泉、丰隆、承山
	外伤凝滞型	三阴交、膈俞、血海

4. 其他疗法

（1）毫针刺法：以膈俞、命门、阳陵泉、阴陵泉、申脉、条口、解溪、太冲、三阴交、照海、内庭、委中、悬钟为主穴，每次选 4～5 穴，各穴位轮流使用，平补平泻法，隔日 1 次，15 次为 1 个疗程，可于腘窝浅静脉处点刺出血。

（2）皮肤针法：以皮肤针叩刺病变部位静脉，轻轻扣刺，以不出血而皮肤潮红为度。若轻度出血用消毒棉球擦掉，以防感染，治疗后用纱布包扎下肢，逐渐加压 12 小时后放开，并抬高下肢休息。

（3）三棱针法：选取静脉隆起明显处，常规消毒后，用三棱针点刺出血。每次放血 20～50ml，每周 1 次。

（4）艾灸法：对足三里、三阴交等下肢穴位施以艾条温和灸，每个部位 3～5 分钟，每次 10～20 分钟，每日 1 次。

（5）耳针法：取神门、交感、肾上腺、腰椎、膝、踝等穴，毫针针刺，每次取 2～3 穴，中强度刺激，留针 20～30 分钟，每日 1 次。

五、验案分享

张某，男，61 岁，退休教师。双侧下肢静脉曲张 2 年，伴酸胀疼痛，活动后加重。多处寻医未果后，来我处就诊，双侧下肢部浅静脉呈现明显卷曲、粗胀状态，呈现青紫团块聚集，伴心烦、小便短赤，舌红暗、苔厚腻，脉滑涩。患者近日因工作原因，长时间站立，气滞血瘀而发病。使用中粗火针点刺隆起处静脉，使血液自止即可，后用消毒棉球按压数分钟，消毒棉签清洁局部。并嘱咐患者 24 小时内不要沾水。1 次治疗后患者诉下肢明显轻松，胀痛感大幅度减轻。1 个月治疗 1 次，连续治疗 2 次后下肢曲张静脉明显回缩、患肢酸胀疼痛感逐渐消失。

六、按语

（1）火针治疗静脉曲张疗效确切，有立竿见影的效果。

（2）治疗期间，注意患者是否存在晕血情况，及时处理，避免不必要的情况发生。

（3）适当休息，患肢抬高，有利于血液回流。患肢热敷亦有助于血液回流。

第四节　银屑病（白疕）

一、概述

　　银屑病是一种慢性炎症性皮肤病，病程较长且有易复发倾向，中医称之为白疕，因其"肤如疹疥，色白而痒，搔起白皮"而得名。中医学文献记载有"松皮癣""干癣""蛇虱""白壳疮"等病名。其特点是在红斑上有松散的银白色鳞屑，抓之有薄膜及露水珠样出血点。本病以青壮年为主，对患者的身体健康和精神状况影响较大。全身均可见，以头皮、四肢伸侧较为常见，多在冬季加重。多由素体营血亏损，血热内蕴，化燥生风，肌肤失养而成。本病临床有寻常型银屑病、脓疱型银屑病、红皮病型银屑病及关节病型银屑病四种类型。本节主要介绍寻常型银屑病的火针治疗，其他类型可参照治疗。

二、临床表现

　　寻常型银屑病为最常见的一型，多急性发病。典型表现为境界清楚、形状大小不一的红斑，周围有炎性红晕，稍有浸润增厚，表面覆盖多层银白色鳞屑。鳞屑易于刮脱，刮净后呈淡红发亮的半透明薄膜，刮破薄膜可见小出血点（奥斯皮茨征），部分患者自觉不同程度的瘙痒（图7-5）。

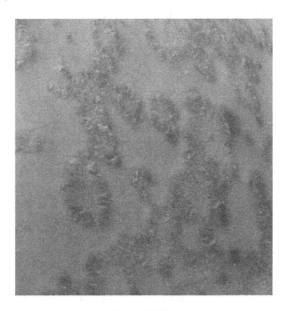

图7-5　银屑病

　　本病皮损可发生于身体各处，对称分布。初发时多在头皮及肘、膝关节等处。临床上可见点滴状、钱币状、斑块状、地图状、蛎壳状、混合状等多种形态。病程缓慢，易反复发作。大部分患者病情冬重夏轻，少数夏季加重。病程一般可分为以下三期。

（1）进行期：新皮疹不断出现，原皮疹不断扩大，颜色鲜红，鳞屑较多，针刺、摩擦、外伤处可出现皮疹。

（2）静止期：病情稳定，基本无新疹出现，原皮疹色暗红，鳞屑减少，既不扩大，也不消退。

（3）退行期：皮损缩小，颜色变淡，鳞屑减少，或从中心开始消退，遗留暂时性的色素减退斑或色素沉着斑。

三、辨证分型

皮损呈淡褐色，片状，粗糙肥厚，阵发性剧烈瘙痒，夜间加剧，舌苔薄黄，脉浮数，为风热蕴阻型。皮损色红，心烦易怒或精神抑郁，失眠多梦，眩晕，口苦咽干，舌红，脉弦数，为肝郁化火型。丘疹融合，成片成块，表面干燥，色淡或灰白，皮纹加深，上覆鳞屑，剧烈瘙痒，夜间加剧，舌淡苔薄，脉濡细，为血虚风燥型。皮损日久不退，呈淡红色或灰白色，局部干燥肥厚，其则泛发全身，剧烈瘙痒，夜间加剧，舌红少苔，脉弦数，为阴虚血燥型。

四、治疗

1. 火针针刺部位

火针针刺部位选取阿是穴（局部皮损区）。

2. 火针针刺方法

皮肤常规消毒后，选细火针或多头火针，施术者将针烧至通红快速垂直刺入皮损处，迅速出针，针刺深浅可根据皮损厚薄而定（一般不超过皮损基底部），由病变外缘环向中心点刺，间距为 0.5～1.0cm，皮损肥厚明显者间距为 0.3cm；在患部周围可散刺病灶局部，病重稍密，病轻则稍疏。

3. 辨证取穴（表 7-4）

表 7-4　银屑病辨证取穴

主穴		阿是穴（局部皮损区）、相应夹脊穴、曲池、阳溪、血海、至阴
配穴	风热蕴阻型	肺俞、阴陵泉、丰隆、太白
	肝郁化火型	太冲、行间、侠溪、大陵
	血虚风燥型	膈俞、足三里、阴郄、三阴交
	阴虚血燥型	肺俞、三阴交、血海、太溪

4. 其他疗法

（1）毫针刺法：以阿是穴（局部皮损区）、相应夹脊穴、曲池、阳溪、血海、至阴为主穴，加辨证配穴。肝郁化火者配太冲、行间、侠溪、大陵。风热蕴组者配肺俞、阴陵泉、丰隆、太白。血虚风燥者配膈俞、足三里、阴郄、三阴交。阴虚血燥者配肺俞、三阴交、血海、太溪。留针 20～30 分钟，每日 1 次。

（2）皮肤针法：将受损部位常规消毒，然后用皮肤针叩刺，手法由轻到重，直到皮肤出现潮红或轻度微量出血为止。隔日治疗 1 次，10 次为 1 个疗程。

（3）穴位注射法：取曲池、肺俞、心俞、脾俞、足三里、血海、大椎。用注射用水或丹参注射液、参麦注射液、维生素 B_1 或维生素 B_{12} 混合注射液，每穴注入 0.3～0.5ml。每日或隔日 1 次，10 次为 1 个疗程。

（4）刺血疗法：患者侧卧，在 T_1～T_{12} 两侧各旁开 0.5～1.5 寸处摩擦数次，出现发红点即为所取穴位。使反应点充分暴露，常规消毒，用三棱针挑破反应点，挑刺完毕挤出血1～2 滴，用消毒干棉球擦去血液，隔日 1 次，1 周为 1 个疗程。

（5）耳穴疗法：取肺、心、肝、脾、内分泌、枕、神门、皮质下、肾上腺等穴，消毒穴位后，以毫针对准穴位快速刺入，深度为 0.1 寸左右，约至软骨组织，以不刺透对侧皮肤为度，捻转数秒钟后，留针 20～30 分钟，每日或隔日治疗 1 次。或用王不留行籽进行耳穴贴压，手法由轻到重，按至有热胀感和疼痛感（以患者能耐受为度），每日按压 4 次以上，每次 2 分钟左右。两耳交替进行，3 日换 1 次。可配合耳尖放血。

五、验案分享

苏某，女，35 岁。十余年来，患者项部、双肩、肘、腕、臀、骶尾、膝、足跟等全身多处出现境界清楚、形状大小不一的红斑，表面覆有银白色鳞屑，全身关节活动部位皆不适，奇痒难忍，经常搔抓，致使局部皮肤粗糙、变硬。曾口服及外用中西药物，均不见效，且日渐加重。舌苔白，脉滑。刺法：以粗火针速刺，点刺局部瘙痒处。每周治疗 2 次，日渐好转，共治疗半年余后痊愈。（摘自：王桂玲.贺普仁火针疗法［M］.北京：北京科学技术出版社，2016：190-191.）

六、按语

（1）火针治疗本病有较好的止痒效果，同时可以改善局部血液循环，配合药物治疗，可以明显提高疗效。

（2）避免过度紧张劳累，生活要有规律，避免精神刺激，保持心情舒畅，情绪稳定。

（3）尽量避免局部刺激，不要用热水烫洗或涂擦不适当药物。

（4）勿食辛辣刺激性食物，勿饮使本病加重或复发的酒、浓茶、咖啡等，多食新鲜蔬菜、水果。

第五节 神经性皮炎（牛皮癣）

一、概述

神经性皮炎又称慢性单纯性苔藓，是一种常见的好发于颈部、四肢、腰骶，以对称性皮肤粗糙肥厚、剧烈瘙痒为主要表现的皮肤科疾病。本病多见于成年人，儿童一般不发病，夏季多发或无明显季节性。目前，中医学认为，神经性皮炎初起多为风湿热阻滞肌肤，遇情志不遂、心火上炎、脾胃湿热以致气血运行失职，凝滞肌肤，病久耗伤营阴，血虚生风化燥，肌肤失养所致。因皮疹状如牛项之皮，厚而且坚，自觉瘙痒，故又称之为"牛皮癣"；又因好发于颈项部，故又称之为"摄领疮"。

二、临床表现

本病的发展呈慢性过程，以局部瘙痒、皮肤增厚、皮沟加深和多角形丘疹为特征。本病好发于颈、额部，其次为尾骶、肘窝、腘窝，也可见于腰背、两髋、外阴、肛周、腹股沟及四肢等处。本病多呈对称分布，也可沿皮肤皱褶或皮神经分布而呈线状排列。初发时，仅有瘙痒感，无原发皮损，由于搔抓及摩擦，皮肤逐渐出现有聚集倾向的粟粒至绿豆大小的扁平丘疹，圆形或多角形、坚硬而有光泽，呈淡红色或正常皮色，散在分布；因有阵发性剧痒，患者经常搔抓，丘疹逐渐增多，日久则融合成片，表现为皮纹加深，皮嵴隆起，表皮肥厚、苔藓样变，皮损变为暗褐色，干燥、有细碎脱屑。自觉症状为阵发性剧痒，夜晚尤其，影响睡眠，情绪波动时瘙痒亦随之加剧（图7-6）。

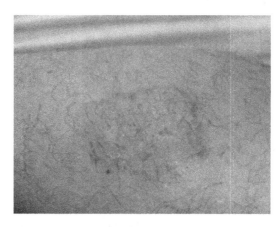

图 7-6　神经性皮炎

三、辨证分型

皮损色红，心烦易怒或精神抑郁，失眠多梦，眩晕，心悸，口苦咽干，舌红，脉弦数，为肝郁化火型。皮损呈淡褐色片状，粗糙肥厚，剧烈瘙痒时作，夜间加剧，舌淡红，苔薄或白腻，脉濡缓，为风湿蕴肤型。皮损色淡或灰白，状如枯木，肥厚粗糙似牛皮，心悸怔忡，失眠健忘，女子月经不调，舌淡，苔薄，脉沉细，为血虚风燥型。

四、治疗

1. 火针针刺部位

火针针刺部位选取阿是穴（局部皮损区）、相应夹脊穴、肺俞、心俞、膈俞、肝俞、脾俞、肾俞、大椎、至阳、命门、中脘、下脘、气海、关元、天枢、外陵、水道。

2. 火针针刺方法

患者取俯卧位和仰卧位，消毒后用中粗火针分别点刺背部督脉、夹脊穴及膀胱经腧穴、腹部任脉腧穴和胃经腧穴，针后不作处理，若出血，待血自止或以干棉棒擦拭血迹。然后皮损部位常规消毒后，选用中粗火针或三头火针，施术者将火针在酒精灯外焰处烧至通红，迅速点刺皮损区，深度以至皮损基底部为宜，快速出针，在患部周围以 2cm 左右等距离进行局部点刺，若患处面积较大，可在病灶中心多点刺数针。一般皮损较轻仅呈丘疹样改变者，采取轻浅手法点刺，若皮损已呈苔藓样改变，瘙痒顽固而剧烈者，则可采取密刺法。点刺时若有出血，待其自然流出后，用消毒的干棉球擦干净，叮嘱患者不要摩擦点刺部位。

3. 辨证取穴（表 7-5）

表 7-5 神经性皮炎辨证取穴

主穴	阿是穴（局部皮损区）、相应夹脊穴、曲池、阳溪、血海、至阴	
配穴	肝郁化火型	太冲、行间、侠溪、大陵
	风湿蕴肤型	肺俞、阴陵泉、丰隆、太白
	血虚风燥型	膈俞、足三里、阴郄、三阴交

4. 其他疗法

（1）耳穴疗法：取神门、皮质下、肾上腺、内分泌、心、肝、肺等穴，消毒穴位后，以毫针对准穴位快速刺入，深度为 1 分左右，约至软骨组织，以不刺透对侧皮肤为度，捻转数秒钟后，留针 20～30 分钟，每日或隔日治疗 1 次。或用王不留行籽进行耳穴贴压，手法由轻到重，按至有热胀感和疼痛感（以患者能耐受为度），每日按压 4 次以上，每次 2 分钟左右。两耳交替进行，3 日换 1 次。本法可配合耳尖放血。

（2）皮肤针法：主穴选取大椎、膀胱经线（大杼至白环俞段）。配穴选取血海、风市、阿是穴。医者用右手拇指、示指捏住梅花针柄，轻轻均匀地在患处往复弹叩，手法可先轻后重，致皮肤潮红出血，并用酒精棉球把血迹擦干，再反复弹叩，每次叩打 10 分钟左右，弹叩完用酒精棉球把血迹擦干后，再用干棉球蘸少量药膏（皮康霜、地塞米松、维生素 B_6 等软膏）涂匀被叩打后的患处，并用消毒纱布包扎即可。每日 1 次，6 日为 1 个疗程。1 个疗程后，隔 1～2 日再进行第 2 个疗程，一般治疗 1～4 个疗程，即可痊愈。

（3）穴位注射法：取曲池、肺俞、心俞、脾俞、足三里、血海、大椎。用注射用水或丹参注射液、参麦注射液、维生素 B_1 或维生素 B_{12} 混合注射液，每穴注入 0.3～0.5ml。每日或隔日 1 次，10 次为 1 个疗程。

（4）刺络拔罐法：取大椎、肺俞、委阳。令患者取俯卧位，暴露后背上部和双腿。先以三棱针点刺肺俞，然后挤压穴区出血，即在其上拔罐。之后，再点刺委阳出血加罐。每穴留罐 10～15 分钟。隔日 1 次，3 次为 1 个疗程。

五、验案分享

佘某，女，82岁。反复双足背皮肤粗糙、瘙痒3年。双足背踝关节处皮肤干燥、角化、脱屑、增厚，呈苔藓样变，瘙痒剧，时好时坏，睡眠差，舌红，苔少，脉沉。诊断：牛皮癣。治疗：取阿是穴、皮损相应神经节段的夹脊穴（$L_4 \sim S_1$）以中粗火针局部点刺；其他部位夹脊穴以细火针局部浅刺。每周2～3次。第1次治疗后，患者瘙痒明显减轻，但缓解持续时间不长。3次治疗后，皮损变薄、颜色变浅，脱屑减少，瘙痒缓解持续时间延长。10次治疗后，皮损基本变平、消退，遗留少量色素沉着，瘙痒消失。（摘自：林国华，李丽霞.火针疗法［M］.北京：中国医药科技出版社，2012：236.）

六、按语

（1）火针治疗本病有较好的止痒效果，同时可以改善局部血液循环，有利于代谢产物的吸收，配合药物治疗，可以明显提高疗效。

（2）避免精神刺激，保持心情舒畅，情绪稳定。

（3）尽量避免局部刺激，不要用热水烫洗或涂擦不适当药物。

（4）避免穿戴化纤类衣服，禁用指甲搔抓。

（5）勿食辛辣刺激性食物，勿饮使本病加重或复发的酒、浓茶、咖啡等。

第六节 瘰 疬

一、概述

瘰疬是一种发生于颈项及耳之前后、颌下、缺盆、胸腋等处的慢性化脓性疾病。因其结核累累如串珠状，故名瘰疬。本病多见于儿童和青壮年，好发于颈部和耳后，起病缓慢，初起时结核如豆，皮肤色泽不变，不觉疼痛，以后逐渐增大窜生，破溃后流脓水清稀，并夹有败絮样物质，往往此愈彼溃，形成瘘管。瘰疬之名首见于《灵枢·寒热》，又名"疬子颈""老鼠疮"。文献记载名称其多：有以经络部位命名的，如生于项前的属阳明经，名痰疬，生于颈项双侧的属少阳经，名气疬；有以病因命名的，如风毒、热毒等；有以形态命名的，如累累如串珠的名瘰疬，三五堆叠的名重瘰疬等。患者常有疬病史，愈后可因体质虚弱或过劳复发。

本病相当于西医学的颈部淋巴结结核。

二、临床表现

瘰疬多发生在颈部、耳后，也有的缠绕颈项，延及锁骨上窝、胸部和腋下。以结核累累成串、溃后脓出清稀、疮口经久不愈为特征。初期：颈部一侧或两侧有单个或多个核状肿块，推之可移，皮色不变，亦不疼痛，多无全身症状。中期：结核增大，核块与皮肤粘连，有时相邻结核可互相融合成块，推之不动，有轻度疼痛。如皮色渐转暗红，按之微热，微有波动感者为内脓已成。可伴轻微发热、食欲不振、全身乏力等。后期：脓肿破溃后脓液稀薄，夹有败絮样物。疮口呈潜行性空腔，久不愈合，可形成窦道。

三、辨证分型

颈部结核，累累如串珠，兼有结核一个至数个不等，皮色不变，按之坚实，推之能动，不热不痛，多无全身症状，苔黄腻，脉弦滑，为气滞痰凝型。结核较大，皮核粘连，或相近结核融合成块，推之不动，按之微热或有波动感，或伴轻微发热，食欲不振，全身乏力等，舌红少苔，脉细数，为阴虚火旺型。结核多溃破流脓，浓汁清晰，夹有败絮样物，疮面苍白，四周皮肤紫暗，可形成窦道，或伴潮热、咳嗽、盗汗、神疲乏力、形体消瘦、面色无华等，舌淡嫩，苔薄，脉细，为气血两虚型。

四、治疗

1. 火针针刺部位
火针针刺部位选取阿是穴、肘尖。

2. 火针针刺方法
阿是穴即瘰疬中心点。常规消毒后，嘱助手以手固定瘰疬，术者选取中粗火针，置于酒精灯上烧至白亮后，快针法点刺，深度为瘰疬的 2/3 左右，注意避开周围血管。余穴选用中粗火针，快针刺法，膈俞、肩井针刺深度约为 0.1 寸，余穴针刺深度为 0.2～0.3 寸。

3. 辨证取穴（表 7-6）

表 7-6 瘰疬辨证取穴

主穴		阿是穴、手五里、臂臑、肘尖
配穴	气滞痰凝型	曲池、肩井、丰隆
	阴虚火旺型	三阴交、然谷、大椎
	气血两虚型	足三里、膈俞、气海

4. 其他疗法
（1）毫针疗法：主穴选取阿是穴、肩井、肘尖、外关、曲池、臂臑。配穴选取肺俞、支沟、合谷、足三里、百劳、翳风等。常规消毒后，针刺阿是穴，用周围刺法，进针后用泻法；同时针曲池沿皮透刺臂臑，用泻法，留针 10～20 分钟，其他穴位用平补平泻法，留针 10～20 分钟。每日 1 次，10 次为 1 个疗程，每疗程间隔 7 日。
（2）艾灸疗法：主穴选取天井、太冲、丘墟、脾俞、肾俞、百劳。艾炷灸天井、太冲、丘墟，用泻法，每穴灸 3～5 壮；脾俞、肾俞各 5～7 壮。每日灸 1 次。药捻灸隔日 1 次，交替施灸，20 日为 1 个疗程。桑枝灸交替取穴施灸。若有灼痂，须脱落后，视病情再灸。

五、验案分享

张某，男，31 岁。1 年前，患者左颈部长一硬结，初如黄豆粒大小，渐至状如核桃，疼痛、发胀，大约 4cm×4cm，周围有散在大小不等硬结数枚。曾在某医院检查诊断为"颈淋巴结结核"。按之压痛明显，推之可移动。因用链霉素过敏，故西药治疗疗效不显著。望之面色黄，体瘦，舌苔白、舌质淡，脉细。辨证为正气不足，肝郁不舒，痰湿不化，痰气凝结。刺法：以火针点刺病灶结核 5 针，隔日 1 次。针治 2 个月，结核消失，痊愈。（摘自：杨光.火针疗法［M］.北京：中国中医药出版社，2014：106.）

六、按语

（1）掌握局部解剖知识，点刺不宜过深，防止误伤大血管、神经等。

（2）术后 1 周内不沾水，可以艾灸促进痂壳脱落。

（3）注意休息，宜进行适当的运动，如慢跑、打太极拳等，同时保持良好情绪，以增强自身的免疫力，防止复发。

（4）本病有传染性，医务人员操作过程中要保护好自己。

第七节 脂 肪 瘤

一、概述

脂肪瘤是发于皮里膜外，由脂肪组织过度增生而形成的常见的良性肿瘤。其特点为软似绵，肿似馒，皮色不变，不紧不宽，如肉之隆起。患者年龄多较大，儿童较少见。本病可发生在任何有脂肪的部位，多发生在四肢、躯干的皮下。多因过食肥甘厚味，脾失健运，湿痰内生，痰随气行聚于体表而形成。

二、临床表现

浅表脂肪瘤除了局部肿块外几乎不引起任何症状，可为单发也可为多发，大小可以从几毫米至几十厘米不等。肿瘤生长缓慢，质地柔软，边界清楚，呈分叶状，推之活动度良好，活动时可引起皮肤凹陷。本病很少引起疼痛，出现疼痛常常是由于大的脂肪瘤压迫外周神经导致的后期症状（图 7-7）。

深部或筋膜下脂肪瘤可引起各种症状，取决于它们的部位和大小，如手部脂肪瘤可引起活动滞胀感或活动受限，较大的纵隔脂肪瘤可引起呼吸困难或心悸。

脂肪瘤常见于肥胖者，而且在体重快速增加时其体积也增大，但相反的，在体重严重下降时，脂肪瘤并不随之缩小。

图 7-7 脂肪瘤

三、辨证分型

本病多属气郁痰凝证，肿块多为单个，少数为多发，大小不一，瘤体柔软如绵，推之可移动，皮色不变，生长缓慢，舌淡，苔白，脉滑。

四、治疗

1. 火针针刺部位

火针针刺部位选取局部阿是穴，酌加脾俞、胃俞、丰隆、公孙、中脘。

2. 火针针刺方法

针刺穴位常规消毒后，以中粗火针或粗火针，先从瘤体中心迅速刺入 1 针，随后在其周围点刺 3～5 针，针至瘤体深部。

五、验案分享

张某，男，46 岁。就诊时主诉左侧腰部包块 2 年，自觉增大半年。2 年前无意中发现左侧腰部有一包块，因忙于工作未做治疗，近半年自觉包块变大，遂来就诊。查体可见，左侧腰部内侧可见一大小约 2.0cm×2.0cm 包块，边界清楚，可滑动，周围无红肿，无压痛，无波动感。治疗选取包块局部，常规消毒后，用粗火针，先从瘤体中心迅速刺入 1 针，随后在其周围点刺 5 针，针至瘤体深部。隔日 1 次，每周 3 次。治疗 6 次后，包块明显变小，质地变软。

六、按语

（1）火针具有温通经脉、化痰散结之功，治疗本病效果明显，且操作简单。在火针治疗后有皮肤损伤渗出时，要保持病变区域清洁，不要用手频繁触碰，以免进一步诱发感染。

（2）本病多因过食肥甘厚味，脾失健运，湿痰内生，痰随气行聚于体表而形成，嘱患者注意合理饮食，勿过食辛辣刺激荤腥动风之物，少食肥甘厚味之品。同时注意调畅情志，保持心情舒畅。

第八节　痤疮（粉刺）

一、概述

痤疮是一种颜面、胸、背等处毛囊、皮脂腺的慢性炎症性皮肤病。其特征为散在颜面、胸、背等处的针头或米粒大小的皮疹，如刺，可挤出白色粉渣样物，故中医称之为"粉刺"。本病多因素体阳热偏盛，肺经蕴热，复感风邪，熏蒸面部而发；或过食辛辣肥甘厚味，助湿化热，湿热蕴结，上蒸颜面而致；或因脾气不足，运化失常，湿浊内停，郁久化热，热灼津液，煎炼成痰，湿热痰浊瘀滞肌肤而发。古代文献又称之为"皶""痤""面疱""皶疱""肺风粉刺""酒刺"等，俗称"暗疮""青春痘"。

二、临床表现

痤疮好发于颜面部或上胸、背部，表现在颜面、胸、背等处出现大小不等的突出物，包括粉刺、丘疹、脓疮、结节，愈后有色素及瘢痕等后遗症。粉刺的非炎症性皮损表现为开放性和闭合性粉刺。闭合性粉刺（又称白头）的典型皮损是直径约 1mm 大小的肤色丘疹，无明显毛囊开口。开放性粉刺（又称黑头）表现为圆顶状丘疹伴显著扩张的毛囊开口。粉刺进一步发展会演变成各种炎症性皮损，表现为炎性丘疹、脓疱、结节和囊肿。炎性丘疹呈红色，直径为 1～5mm 不等；脓疱大小一致，其中充满了白色脓液；结节直径大于 5mm，触之有硬结和疼痛感；囊肿的位置更深，充满了脓液和血液的混合物。这些皮损还可融合形成大的炎性斑块和窦道等。炎症性皮损消退后常常遗留色素沉着、持久性红斑、凹陷性或肥厚性瘢痕。临床上根据粉刺皮损性质和严重程度将其分为 3 度、4 级：1 级（轻度）仅有粉刺；2 级（中度）除粉刺外，还有一些炎性丘疹；3 级（中度）除粉刺外，还有较多的炎性丘疹或脓疱；4 级（重度）除有粉刺、炎性丘疹及脓疱外，还有结节、囊肿或瘢痕（图 7-8）。

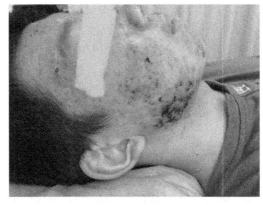

图 7-8　痤疮

三、辨证分型

丘疹色红，或有痒痛，或有脓疱，伴口渴喜饮，大便秘结，小便短赤，舌质红，苔薄黄，脉弦滑，为肺经风热型；颜面、胸背部皮肤油腻，皮疹红肿疼痛，或有脓疱，伴口臭、便秘、溲黄，舌红，苔黄腻，脉滑数，为脾胃湿热型；皮疹颜色暗红，以结节、脓肿、囊肿、瘢痕为主，或见窦道，经久难愈，伴纳呆腹胀，舌质暗红，苔黄腻，脉弦滑，为痰湿瘀滞型。

四、治疗

1. 火针针刺部位

火针针刺部位选取阿是穴（局部皮损区）。

2. 火针针刺方法

根据病变部位，选择合适体位，充分暴露局部皮损区，以酒精棉球（有皮肤破溃者可用碘伏）进行常规消毒，选择皮损集中处，针具用细火针，手法选择点刺法，将针在酒精灯上烧至通红后，在丘疹、脓包处垂直刺入，有落空感即出针，用棉球挤压脓头周边，使脓头排尽，以见到鲜血为度。3～5 日治疗 1 次。可酌情配合中药面膜。

3. 辨证取穴（表 7-7）

表 7-7　痤疮辨证取穴

主穴		阿是穴（局部皮损区）、印堂、大椎、身柱
配穴	肺经风热型	少商、尺泽、风门
	脾胃湿热型	足三里、三阴交、阴陵泉
	痰湿瘀滞型	脾俞、丰隆、阴陵泉

4. 其他疗法

（1）毫针刺法：以阳白、颧髎、大椎、曲池、内庭、合谷为主穴，加辨证配穴。肺经风热型配少商、尺泽、风门，脾胃湿热型配足三里、三阴交、阴陵泉，痰湿瘀滞型配脾俞、丰隆、阴陵泉。另以面部皮损集中部为中心，酌情用数根 1 寸长针成 15°向心围刺，针距为 0.5 寸，手法均为泻法，留针 30 分钟，10 次为 1 个疗程，治疗 3 个疗程。

（2）皮肤针法：以皮肤针叩刺病变部位，一般中度叩刺，微微出血为度，叩刺完毕后加拔 3 号火罐 4～5 个，留罐 10 分钟后起罐，清理局部皮肤有脓头处，用棉签轻轻挤出脓血，然后涂上碘伏适量，嘱患者 4～5 小时后轻轻洗去。

（3）三棱针法：选取凸起明显的脓疮，常规消毒后，在脓疮周围用三棱针点刺出血。亦可加以合适口径的火罐进行吸拔，留罐 5 分钟。

（4）艾灸法：对局部脓疮区施以艾条温和灸，每个部位灸 3～5 分钟。以热引热，透达邪毒。

（5）耳针法：耳尖放血，配合耳穴肝、脾、肺、下屏尖、屏间、神门针刺，每次取 2～

3 穴，强刺激，留针 20～30 分钟，每日 1 次。

五、验案分享

患者，男，20 岁。面部反复丘疹、结节、囊肿 2 年，就诊时见面部有密不可数的脓疱、结节、囊肿，甚至融合成片，皮损处压痛明显，舌暗红、苔腻，脉滑数。患者平素好食辛辣甘腻，脾湿内蕴，郁而生热。治疗以火针点刺局部皮损，清除皮疹上的黑头粉刺或脓性分泌物、脓栓、脓血，排出囊肿的囊内物，同时配合肺俞、脾俞火针点刺。治疗 3 次后大部分结节变软、囊肿变平，有少许新发皮损，继续遵原法治疗，治疗 8 次后丘疹、脓疱、结节、囊肿消失，随访至今未复发。

六、按语

（1）火针治疗本病操作简单，疗效较好。但本病多发于颜面部，操作时需严格掌握进针深度，以免遗留瘢痕。

（2）患病期间注意局部清洁，尤其在火针治疗后有皮肤损伤且有浓液渗出时，要保持病变区域清洁，不要用手频繁触碰，以免进一步诱发感染。

（3）嘱患者保证充足睡眠，适当运动，节制饮食，忌食辛辣、油腻及糖类食品、海鲜发物。多食水果、蔬菜。减少化妆品的使用，特别是油性或含有粉质的化妆品。

第九节　扁平疣（扁瘊）

一、概述

扁平疣是一种病毒性皮肤病，是一种发生于皮肤浅表的良性赘生物，好发于颜面、手背、前臂等处的暴露部位，极容易传染，是由 HPV3 和 HPV5 感染引起。中医称之为"扁瘊"。临床表现为皮色或粉红色的扁平丘疹，一般无自觉症状，有时有轻度瘙痒感。本病多由风热毒邪搏于肌肤而生；或由怒动肝火，肝旺血燥，筋气不荣，肌肤不润所致。

二、临床表现

扁平疣常起病突然，多发于颜面、手背及前臂等处。皮损为正常皮色或浅褐色的帽状针头大小或稍大的扁平丘疹，呈圆形、椭圆形或多角形，表面光滑，边界清楚，散在或密集，常由于搔抓而自体接种，沿抓痕呈串珠状排列，一般无自觉症状，部分患者自觉轻微瘙痒，经过缓慢，可自行消退。消退前常有炎症反应或突然加重的过程，异常瘙痒，可能复发。本病与瘊子、血管瘤症状相似（图 7-9）。

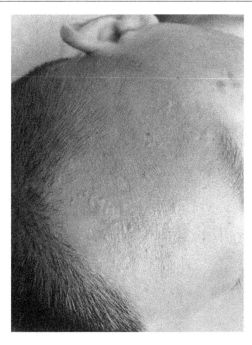

图 7-9　扁平疣

三、辨证分型

皮疹淡红，数目较多，或微痒，或不痒，病程短，伴口干不欲饮，舌红，苔薄白或薄黄，脉浮数或弦，为风热蕴结型。病程较长，皮疹较硬，大小不一，其色黄褐或暗红，不痒不痛，舌红或暗红，苔薄白，脉沉弦，为热瘀互结型。

四、治疗

1. 火针针刺部位

火针针刺部位选取局部皮损区。

2. 火针针刺方法

根据病变部位，选择合适体位，充分暴露局部皮损区，以酒精棉球（有皮肤破溃者可用碘伏）进行常规消毒，选择皮损集中处，针具用细火针，手法选择点刺法、密刺法，将火针在酒精灯上烧至针尖发红后，在疣体处点刺，深度达到疣体基底部，疾进疾出，不留针。重复烧针点刺，每个部位点刺 2～3 下，至疣体完全脱落。

3. 辨证取穴（表 7-8）

表 7-8　扁平疣辨证取穴

主穴	阿是穴（局部皮损区）、皮损区相应夹脊穴	
配穴	风热蕴结型	曲池、风市
	热瘀互结型	太冲、血海

4. 其他疗法

（1）毫针刺法：以阿是穴、合谷、列缺、曲池、鱼际、中渚、血海、膈俞为主穴，加辨证配穴。风热蕴结型配曲池、风市，热瘀互结型配太冲、血海。皮损局部围刺、浅刺，两旁可选取数点向丘疹区中央沿皮平刺，针刺以泻法为主。留针 30 分钟，每日 1 次。

（2）皮肤针法：以皮肤针叩刺病变部位，一般中度叩刺，微微出血为度，每次以方形或线形叩打 3 次，嘱患者保持治疗部位清洁。

（3）三棱针法：选取疼痛明显的丘疹，常规消毒后，在丘疹周围用三棱针点刺出血。亦可加以合适口径的火罐进行吸拔，留罐 5 分钟。

（4）艾灸法：对局部丘疹区施以艾条温和灸，每个部位灸 3～5 分钟。以热引热，透达邪毒。

（5）耳针法：耳尖放血，配合耳穴肝、皮脂腺、内分泌、肺、下屏尖、屏间、神门针刺，每次取 2～3 穴，强刺激，留针 20～30 分钟，每次治疗取一侧耳穴，每日 1 次。

五、验案分享

患者，女，35 岁。额部及右侧面部扁平疣 3 年，偶见瘙痒。近 1 个月瘙痒加重，2018 年 3 月 2 日就诊于某省针灸研究所。患者 1 个月前使用中药外敷患处（具体用药不详），效果不明显。刻下症见额部及右侧面部散在多个圆形淡褐色皮疹，大者约 0.4cm×0.4cm，小者约 0.1cm×0.1cm，边界清，高于皮肤。纳可，寐安，二便正常，舌暗，脉弦。中医诊断：扁瘊。西医诊断：扁平疣。治疗原则为解毒散邪，以局部穴位为主。操作过程如下。①取穴：病变局部阿是穴。②用具：火针，酒精灯，碘伏棉球。③操作方法：患者取仰卧位，碘伏常规消毒后，再用酒精脱碘，以防止局部色素沉着。右手持针，左手拿酒精灯，将火针针尖成 45°倾斜于酒精灯火焰中，待针尖和针身烧至白亮。手持火针并迅速垂直点刺疣体顶部，疣体小者可用细火针点刺一下，疣体大者则需在疣体周围再行围刺，针刺深度不超过皮损基底部。每点 1 次，由助手持碘伏棉点按 1 次。目的有二：一是反复消毒，防止感染；二是降低皮肤温度，减轻患者痛苦。治疗 1 次后观察疗效，嘱患者 3 日内勿接触水。治疗中未见感染，治疗 7～15 日后疣体陆续结痂脱落，无瘙痒，随访 1 个月未复发。（摘自：殷松娜，张香香，聂培瑞. 三头火针治疗扁平疣验案 [J]. 中华针灸电子杂志，2018，7（3）：107-108.）

六、按语

（1）扁平疣忌搔抓，抓破后损害加重。

（2）治疗后注意保护创面清洁和干燥，创面较大时可采用外科无菌操作。

（3）本病属于病毒感染，好发于免疫力低下的人群，应注意休息，加强饮食营养，患病期间宜清淡饮食，不宜进食肥甘厚腻及辛辣腥膻之品，忌海鲜发物。

第十节　痔　疮

一、概述

　　痔疮是位于肛肠部的常见疾病，由直肠末端黏膜下和肛管皮下的静脉丛扩大曲张所形成的柔软静脉团或肛管下端皮下血栓形成或增生的结缔组织。本病患者可以没有任何症状，也可以产生肛门出血、疼痛、肿物脱出等不适。根据部位的不同，痔疮分为内痔、外痔和混合痔。其发病常由先天静脉壁薄、过食辛辣厚味、燥热内生、下迫大肠及久坐久蹲、腹腔癥瘕等导致血流不畅，郁而化热，血热互搏，结滞不散而成，主要与肝、脾、大肠有关。本病基本病机多为气滞血瘀。

二、临床表现

　　内痔是指肛门齿状线以上，直肠末端黏膜下的痔内静脉丛扩大曲张和充血所形成的柔软静脉团，是肛门直肠病中最常见的疾病。本病好发于截石位 3、7、11 点处，又称为母痔区，其余部位发生的内痔，均称为子痔。其特点是便血，痔核脱出，肛门不适感。

　　外痔发生于齿状线以下，是由痔外静脉丛扩大曲张或痔外静脉丛破裂或反复发炎、纤维增生而形成。其表面被皮肤覆盖，不易出血。其特点是自觉肛门坠胀、疼痛、有异物感。

　　混合痔是指同一方位的内、外痔静脉丛曲张，相互沟通吻合，使内痔部分和外痔部分形成一整体者。本病多发于截石位 3、7、11 点处，以 11 点处最为多见，兼有内痔、外痔的双重症状。

三、辨证分型

　　大便带血、滴血或喷射状出血，血色鲜红，大便秘结或有肛门瘙痒，舌质红，苔薄黄，脉数，为风热肠燥型；肛门下坠感，痔核脱出需手法复位，便血色鲜或淡，身倦神疲，面色白，大便稀溏，小便清长，食少心烦，舌质淡，苔薄白，脉细弱，为脾虚气陷型；便血色鲜红，量较多，肛内肿物，可自行回纳，肛门灼热，重坠不适，舌质红，苔黄腻，脉弦数，为湿热下注型；肛内肿物脱出，甚或嵌顿，肛管紧缩，坠胀疼痛，甚则内有血栓形成，肛缘水肿，触痛明显，舌质红，苔白，脉弦细涩，为气滞血瘀型。

四、治疗

1. 火针针刺部位
　　火针针刺部位选取局部痔核处。

2. 火针针刺方法

选择合适体位，暴露痔核，进行常规消毒，用中号火针在酒精灯上烧至通红后，迅速刺入痔核，疾进疾出，不留针。重复烧针在其四周向中心点刺 3～5 下，隔 3～5 日针刺一次。可配合中药内服、外洗。

3. 辨证取穴（表 7-9）

表 7-9　痔疮辨证取穴

主穴		阳溪、承山、二白、隐白、局部取穴（痔核）
配穴	风热肠燥型	曲池、血海
	脾虚气陷型	百会、脾俞、足三里
	湿热下注型	阴陵泉、商丘
	气滞血瘀型	白环俞、次髎、膈俞

4. 其他疗法

（1）毫针刺法：以二白、会阳、承山、百会、长强为主穴，加辨证配穴。风热肠燥型配曲池、血海；脾虚气陷型配百会、脾俞、足三里；湿热下注型配阴陵泉、商丘；气滞血瘀型配白环俞、次髎、膈俞。留针 20～30 分钟，每日 1 次。

（2）三棱针法：选取龈交，用三棱针点刺出血。

（3）艾灸法：对百会、神阙、关元俞施以艾条温和灸，每个部位灸 10～15 分钟，至皮肤红润，局部温热为度。每日 1 次或者隔日 1 次。此法适合脾虚气陷型患者。

（4）耳针法：耳尖放血，配合耳穴直肠下段、皮质下、肛门、脾、神门针刺，中强刺激，留针 20～30 分钟，每日 1 次。

五、验案分享

刘某，男，40 岁，工人，1987 年 10 月 8 日来诊。2 年前肛门有坠胀感，局部有凸起异物，逐渐长大，时有疼痛，痛时坐椅不适。近 1 个月因进食辛辣之品过多，大便干燥，自觉肛门处疼痛加重。查体：在肛门右侧有两个黄豆粒大小增生性皮赘，质地较软且光滑。按之有疼痛感，舌红，脉数。诊断：痔疮（结缔组织外痔）。治宜软坚散结，活血化瘀。取穴：次髎、长强、承山；局部用弯刀形火针从皮赘根部 1 次割除，两个皮赘都割除后，外敷生肌膏。嘱咐患者 1 周内进食渣滓少的食物，注意局部卫生，每次排便后及时清洗。1 周后复诊，局部皮肤光滑如常，已痊愈。（摘自：郑学良，申俊军. 中华火针疗法［M］. 沈阳：辽宁科学技术出版社，1995：182-183.）

六、按语

（1）火针治疗痔疮的疗效早被针灸前辈证明，多适用于外痔或混合痔中的外痔部分，火针点刺局部，可借其火力排脓、散结、拔毒、祛瘀、止痛，故临床治疗中可取得较好的效果。但临床应用报道还不常见。

（2）患病期间注意大便通畅，控制排便时间。不可久立久坐，进行适当的活动，同时避免过度劳动。

（3）应注意加强饮食调节，患病期间宜清淡饮食，不宜进食肥甘厚腻及辛辣腥膻之品，忌海鲜发物，多喝开水，多吃水果、蔬菜。

（4）对于病情重或出血严重者，宜选择手术治疗为宜。

第十一节　湿疹（湿疮）

一、概述

湿疹是一种过敏性炎症性皮肤病，属于中医学"湿疮"范畴。皮损对称分布，多形损害，剧烈瘙痒，有渗出倾向，反复发作，易成慢性。本病男女老幼皆可发病，但以先天禀赋不耐者为多，无明显季节性，但冬季常复发。根据皮损形态不同，名称各异，如浸淫全身，滋水较多者，称为浸淫疮；以丘疹为主者，称为血风疮或粟疮。根据发病部位的不同，其名称也不同，如发于耳部者，称为旋耳疮；发于阴囊部者，称为肾囊风；发于脐部者，称为脐疮；发于肘、膝弯曲部者，称为四弯风；发于乳头者，称为乳头风。本病发生与心、肺、肝、脾关系密切。其病因多因禀赋不耐，风、湿、热客于肌肤而成。病变主要位于皮肤浅层。

二、临床表现

本病按皮损表现可分为急性、亚急性、慢性三期。

（1）急性期：多为片状或弥漫性，无明显边界。皮损初起多为密集的粟粒大小的丘疹、丘疱疹或小水疱，基底潮红，逐渐融合成片。由于搔抓，丘疹、丘疱疹或水疱顶端抓破后呈明显的点状渗出及小糜烂面，边缘不清。如继发感染，炎症更明显，可形成脓疱、脓痂、毛囊炎、疖等，自觉剧烈瘙痒。本病急性期好发于头面、耳后、四肢远端、阴囊、肛周等，多对称分布。

（2）亚急性期：急性湿疹炎症减轻后，皮损以小丘疹、结痂和鳞屑为主，仅见少量疱疹及轻度糜烂。自觉剧烈瘙痒，夜间尤其。

（3）慢性期：常因急性、亚急性湿疹反复发作不愈而转为慢性湿疹；也可开始即为慢性湿疹。表现为患处皮肤增厚、浸润，棕红色色素沉着，表面粗糙，覆鳞屑，或因抓破而结痂。自觉瘙痒剧烈。本病慢性期常见于小腿、手、足、肘窝、腘窝、外阴、肛门等处。病程不定，易复发，经久不愈。

三、辨证分型

发病快，病程短，皮损潮红，有丘疱疹，灼热瘙痒无休，抓破渗液流水，伴心烦口渴、身热不扬，大便干、小便短赤，舌红，苔薄白或黄，脉滑或数，为湿热蕴肤型；发病较缓，皮损潮红，有丘疹，瘙痒，抓后糜烂渗出，可见鳞屑，伴纳少、腹胀便溏、易疲乏，舌淡胖，苔白腻，脉濡缓，为脾虚湿蕴型；病程久，反复发作，皮损色暗或色素沉着，或皮损粗糙肥厚、剧痒难忍，遇热或肥皂水洗后瘙痒加重，伴有口干不欲饮、纳差、腹胀，舌淡，苔白，脉弦细，为血虚风燥型。

四、治疗

1. 火针针刺部位

火针针刺部位选取阿是穴（皮损区）、曲池、足三里、三阴交、阴陵泉。

2. 火针针刺方法

根据皮损面积及丘疱疹大小，选用粗、中粗或细火针，患者采取适当体位，常规消毒后，采用速刺法，不留针，从皮损区边缘向中心散刺；针刺深度以达到皮损基底部为准，刺激强度以微有出血为度。若皮损渗出较多或较肥厚者，可局部反复多针点刺；若皮损面积较大，可选择渗出较多或肥厚的皮损，分 2~3 次治疗。余穴用中粗火针分别点刺。针后不做处理，若出血，待血自止或以棉签擦拭血迹。急性期可隔日治疗，亚急性期可每周治疗 2~3 次，慢性期每周治疗 1~2 次。

3. 辨证取穴（表 7-10）

表 7-10　湿疹辨证取穴

主穴	阿是穴、曲池、足三里、三阴交、阴陵泉	
配穴	湿热蕴肤型	肺俞、脾俞、水道
	脾虚湿蕴型	脾俞、胃俞、太白
	血虚风燥型	膈俞、肝俞、血海

4. 其他疗法

（1）毫针刺法：以阿是穴（皮损局部）、曲池、足三里、三阴交、阴陵泉为主穴，加辨证配穴。湿热蕴肤型配肺俞、脾俞、水道；脾虚湿蕴型配脾俞、胃俞、太白；血虚风燥型配膈俞、肝俞、血海；痒甚失眠者配风池、安眠、百会、四神聪等。毫针常规刺，留针 20~30 分钟。急性期、亚急性期每日 1 次，慢性期隔日 1 次。

（2）皮肤针法：以皮肤针轻叩夹脊穴及足太阳膀胱经第 1 侧线，以皮肤红晕为度，每日 1 次。也可用皮肤针重叩皮损局部出血后，并加以合适口径的火罐进行吸拔，留罐 5 分钟，隔日 1 次。

（3）穴位注射法：选曲池、足三里、血海、大椎等穴。每次 2 穴，药物选用维生素 B_{12} 注射液，每穴注射 1~2ml，隔日 1 次。

（4）耳针法：急性期选肺、神门、肾上腺、耳背静脉，慢性期加肝、皮质下。耳背静脉点刺出血，余穴均用毫针刺法，快速捻转，留针 1~2 小时。本法也可用王不留行籽贴压，每 3~5 日更换 1 次。

（5）艾灸法：取阿是穴、曲池、血海、三阴交等穴。将艾条点燃后，对准所选的穴位施温和灸法，距离以患者有温热感但不感到疼痛为度，每次每穴施灸 15 分钟左右，每日 1 次。

五、验案分享

张某，女，17 岁。右手起皮疹伴瘙痒、渗出、裂口 4 个月，加重 1 周。手部可见部分红斑呈浸润性，伴渗出结黄痂，局部皮损粗糙肥厚，有裂口。患者因手部受冻发病，发病以来先后就诊于多家医院，给予抗过敏药物及外用药膏治疗，疗效甚微，病情反复，呈逐渐加重趋势。取穴：阿是穴（皮损处）。常规消毒后，用细火针垂直迅速点刺皮损，深度以不超过皮损基底部为宜，间距约 5mm。每周治疗 1 次。治疗 4 次后，皮损变暗，无渗出，厚痂脱落，瘙痒减轻，裂口愈合（图 7-10）。

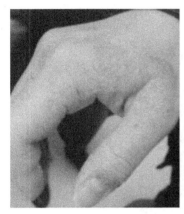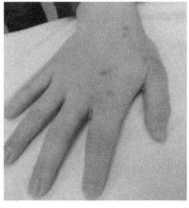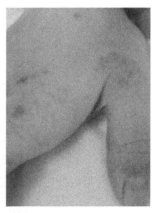

图 7-10　湿疹火针治疗前后

六、按语

（1）火针治疗湿疹效果较好，治疗后注意保护局部清洁和干燥。

（2）各期患者均应避免搔抓，瘙痒难耐者，可用清洁物品抚按拍打局部。

（3）饮食及生活调护对于湿疹患者甚为重要。应当忌食辛辣刺激、煎炸油腻、荤腥发物、动风之物，保持清淡饮食、适量运动、心情舒畅。

（4）避免热水烫洗及肥皂水清洗、晒太阳、花粉、尘螨等刺激。

第十二节　白癜风（白驳风）

一、概述

白癜风是一种常见的后天性、局限性或泛发性皮肤色素脱失病，中医称之为"白驳风"，也有"白癜""白胶""斑白""斑驳"之称。其特征为大小不等、形态各异、不痒不痛的局限性白色斑片，边缘清楚，皮损周边皮肤较正常肤色稍加深，大多局限，也可泛发于身体的任何部位，以面、颈、手背为多。本病多由气血失和，脉络瘀阻所致。本病好发于20岁以前的青年人，偶见于儿童和老人。此类患者常有家族史，男女发病率基本相等。一般夏季发展快，冬季减慢或停止蔓延。

二、临床表现

皮损为色素脱失斑，常为乳白色，也可为浅粉色，表面光滑无皮疹。白斑边界清楚，边缘色素较正常皮肤增加，白斑内毛发正常或变白。病变好发于受阳光照射及摩擦损伤部位，多对称分布。白斑还常按神经节段分布而呈带状排列。除皮肤损害外，口唇、阴唇、龟头及包皮内侧黏膜也常受累。本病多无自觉症状，少数患者发病前或同时有患处局部瘙痒感，常伴其他自身免疫性疾病（图7-11）。

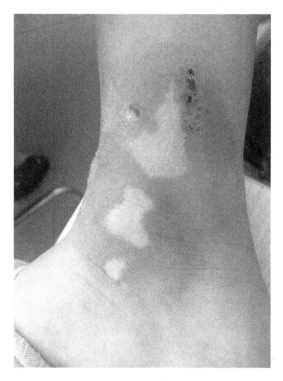

图7-11 白癜风

三、辨证分型

白斑散在渐起，数目不定，伴有心烦易怒，胸胁胀痛，夜寐不安，月经不调，舌质正常或淡红，苔薄，脉弦，为肝郁气滞型。多见于体虚或有家族史的患者，病史较长，白斑局限或泛发，伴有头晕耳鸣，失眠健忘，腰膝酸软，舌红少苔，脉细弱，为肝肾不足型。多有外伤，病史缠绵，白斑局限或泛发，边界清楚，局部可有刺痛，舌质紫暗，有瘀斑、瘀点，苔薄白，脉涩，为气血瘀滞型。

四、治疗

1. 火针针刺部位

火针针刺部位选取阿是穴（白斑局部）、风池、大椎、侠白、曲池、血海。

2. 火针针刺方法

局部穴位常规消毒后，用火针速刺白斑中心和边缘处，然后再用短毫针浅刺、围刺白斑；余穴用普通 40mm 毫针刺之，得气后静留针 30 分钟。隔日 1 次，连续治疗。火针针刺要求疾进疾出，在皮损处散刺，要求针点均匀。虚证患者以局部皮肤潮红为度，实证患者以局部微出血为度。

3. 辨证取穴（表 7-11）

表 7-11　白癜风辨证取穴

主穴		阿是穴（白斑局部）、风池、大椎、肺俞、侠白、曲池、血海
配穴	肝郁气滞型	太冲、期门、膻中
	肝肾不足型	肾俞、肝俞、照海
	气血瘀滞型	膈俞、合谷、太冲

4. 其他疗法

（1）放血配合艾灸疗法：选取侠白、白癜风穴（掌侧中指末节指横纹中点与中冲穴连线的中下 1/3 交界处）用三棱针点刺放血（侠白穴可配合拔罐），使少量出血，两侧交替，每周 2 次。另用艾条悬灸白斑处，围绕白斑，由外向内，逐渐缩小，以白斑呈粉红色为度。待肤色恢复正常后再灸 3～5 次，以巩固疗效。

（2）埋线疗法：阿是穴（首发部位）、曲池、阳陵泉、肺俞、膈俞、脾俞、胃俞、肾俞、膻中、关元、三阴交等穴，每次选 4～6 穴，交替进行，1～3 周 1 次，3 次为 1 个疗程。

（3）梅花针疗法：局部叩刺，可配合外用药涂擦，每日 1 次。

（4）耳穴疗法：取肺、肾、内分泌、肾上腺等穴。消毒穴位后，以毫针对准穴位快速刺入，深度为 1 分左右，约至软骨组织，以不刺透对侧皮肤为度，捻转数秒钟后，留针 20～30 分钟，每日或隔日治疗 1 次。或用王不留行籽进行耳穴贴压，手法由轻到重，按至有热胀感和疼痛感（以患者能耐受为度），每日按压 4 次以上，每次 2 分钟左右。两耳交替进行，3 日轮换 1 次。

五、验案分享

付某，女，27 岁。因右肩白斑数月就诊，于数月前发现右侧肩部皮肤白斑，面积约为 3cm×2cm，局部无任何不适，曾涂药物治疗未效。舌淡，苔白腻，脉滑。辨证为体内蕴湿，气血失和，肌肤失养。治以调气和血，荣养肌肤。取阿是穴（白斑处），以细火针速

刺。每周 2 次，治疗 5 次后，白斑消失。（摘自：王桂玲，贺普仁. 贺普仁教授临床经验选
［J］. 中国针灸，2003，（9）：47-49.)

六、按语

（1）本病易诊难治，疗程较长，应嘱患者坚持治疗。

（2）应忌食辛辣刺激、煎炸油腻、荤腥发物、动风之物，宜清淡饮食。

（3）体质因素及情志因素在本病的发生中起很大作用，应适量运动，增强体质。

（4）家属或医师要加强心理辅导，使患者消除紧张、抑郁等不利因素，保持心情舒畅，
增强康复的信心。

第八章　内科病症

第一节　中风后遗症

一、概述

中风后遗症是指在脑中风发病后，经过一段时间的治疗，存在半身不遂、肌张力高、肢体肿胀、手足麻木沉重、颜面麻木、语言障碍、吞咽困难或口眼㖞斜等症状，该期也称为脑中风后遗症期。

二、临床表现

中风后遗症的主要表现是运动、感觉障碍及语言、吞咽障碍，头晕耳鸣，言语謇涩或完全失语，口舌㖞斜，口角流涎，饮水呛咳，构音障碍，半身不遂，转侧困难，活动乏力，肢体麻木，行走不能。日久可见肢体僵硬，肢体麻木憋胀，指趾腕踝屈曲运动不能，行走呈挎篮划圈步态，或伴有手足肿胀、发凉，肩手疼痛，腕踝背伸受限，局部肤色紫暗、粗糙等。

三、辨证分型

半身不遂，口舌㖞斜，舌强言謇或不语，感觉减退或消失，面色㿠白，气短乏力，自汗，舌质暗淡，舌苔薄白腻或有齿痕，脉沉细、细缓或细弦，为气虚血瘀型；半身不遂，口眼㖞斜，舌强言謇或不语，感觉减退或消失，眩晕耳鸣，腰酸腿软，健忘失眠，咽干口燥，舌质红，少苔或无苔，脉弦细数，为肝肾阴虚型；半身不遂，口眼㖞斜，舌强言謇或不语，偏身麻木，头晕目眩，舌质暗淡，舌苔薄白或白腻，脉弦滑，为风痰瘀血型。

四、治疗

1. 火针针刺部位

头面部：风池、风府、太阳、颧髎、地仓、廉泉；上肢部：局部瘫痪部位，手阳明经为主火针排刺；下肢部：局部瘫痪部位，足阳明经为主火针排刺。硬瘫期：上下肢肌肉僵硬处火针围刺。

2. 火针针刺方法

根据病变部位，选择适合体位，充分暴露瘫痪部位，以酒精棉球进行常规消毒，选择头面部腧穴，将毫火针在酒精灯上烧至通红后，在穴位上快针点刺；上下肢以阳明经为主，将毫火针在酒精灯上烧至通红后，在手足阳明经腧穴上针刺并留针 20 分钟。硬瘫期，选择上下肢肌肉张力增高僵硬处，将毫火针在酒精灯上烧至通红后，于肌肉僵硬处深刺，深度达到肌肉层，留针 20 分钟，隔日 1 次。

3. 辨证取穴（表 8-1）

表 8-1 中风后遗症辨证取穴

主穴	阿是穴（局部瘫痪僵硬处）、太阳、神门、神庭、气海、关元	
配穴	气虚血瘀型	足三里、三阴交、血海、膈俞、太冲
	肝肾阴虚型	太溪、照海、肾俞、肝俞、太冲
	风痰瘀血型	风池、阴陵泉、丰隆、血海、膈俞

4. 其他疗法

（1）毫针刺法：以太阳、神门、神庭、气海、关元为主穴，加辨证配穴。加电针疏密波 30 分钟，隔日 1 次。

（2）耳针法：毫针刺瘫痪部位相应耳穴，留针 1 小时，隔日 1 次。

五、验案分享

孙某，男，54 岁，军人退役。左侧肢体瘫痪 3 年。3 年前患脑梗死致使左侧肢体活动不利，行走呈挎篮步态，上下肢肌张力偏高，指趾腕踝屈曲，足内翻，活动受限。既往高血压病史、中风病史、糖尿病病史。舌紫暗，苔黄，脉弦涩。治疗：患者取侧卧位，使用毫火针于上下肢内侧肌张力偏高处围刺，留针 30 分钟。起针后，患者取仰卧位，使用毫针针刺神庭、下脘、气海、关元及双侧太阳、神门、天枢。隔日 1 次，治疗 20 次后，左侧肢体肌张力明显降低，左侧上肢可做伸展运动，手指有伸指运动，足内翻步态亦有改善。

六、按语

（1）针灸治疗中风后遗症疗效确切，可醒神开窍，调神导气，减轻病情，缩短病程。

（2）中风后肢体痉挛性瘫痪或肌张力增高的特点是肢体屈肌拘急紧张，依据中医"寒主收引"的致病特点，寒客于经脉则筋脉肌肉紧张拘急。火针治疗具有温经散寒、温通经脉、濡养经筋的作用，故对缓解中风后痉挛性瘫痪或肌张力增高造成的筋脉肌肉紧张有着很好的疗效。

（3）中风后应及早进行治疗，以降低死亡率、致残率、复发率。同时注意避免诱发因素，如改变情绪、调整生活饮食、监控基础疾病、定期复查、定期预防。

（4）患者恢复期间应注意适当加强运动，增强体质及机体抵抗能力；配合医师做康复运动，有助于病情缓解与疾病恢复。中风后遗症患者多有活动障碍，故应注意防治褥疮，保持呼吸道通畅。

第二节　类风湿关节炎

一、概述

类风湿关节炎是一种病因不明的自身免疫性疾病，多见于中年女性，主要表现为对称性、慢性、进行性多关节炎。其病理改变主要为滑膜增生，关节破坏，常合并其他系统病变，如心包炎、血管炎等。正气不足是其发病内因，气血失和、脏腑阴阳失调、痰湿瘀血内生，阻于经筋关节为其发病关键。本病属于中医学"痹证"范畴。

二、临床表现

（1）晨僵：是类风湿关节炎的症状表现之一，表现为患者在早晨起床或者长时间休息后关节出现僵硬和活动受限症状，经过活动和保暖后症状有所减轻，一般出现在较大关节，严重时可导致全身僵硬，晨僵往往出现在关节疼痛之前，僵硬时间长短不一，与类风湿关节炎程度有关。

（2）关节摩擦音：炎症期患者活动时关节会发出细小的捻发音或握雪音，主要以肘关节和膝关节为主，炎症消失后关节会出现"咔咔"声响。

（3）关节肿胀：是很多类风湿关节炎患者的首发症状，肿胀的原因是关节腔内积液增多，表现为关节周围组织均匀性肿大，关节肿胀表明炎症较严重，一般侵犯小关节，大的关节很少累及。

（4）关节疼痛：一般是由关节肿胀导致的，关节疼痛程度与肿胀程度有关，二者呈正相关，疼痛时重时轻，有时可自行缓解，一些疼痛严重者甚至不敢接触物体，在静止时也会疼痛，表明病情较严重。

（5）关节畸形：类风湿关节炎不仅影响患者活动，还会破坏骨质和骨髓，导致关节出现畸形或者外形丧失，关节活动范围受限，如果治疗不及时还可能出现全身残疾。

三、辨证分型

关节肿痛，游走不定或痛有定处，遇寒加重，得热则减，关节屈伸不利或局部发凉，四肢关节沉重，局部肌肤麻木不仁，全身畏寒怕冷，大便溏薄，小便清长，舌淡，苔白腻，脉沉紧或沉缓，为风寒湿型；起病较急，关节肿胀，疼痛剧烈，局部灼热发红，手不可近，活动受限，兼有发热口渴，烦闷不安，喜冷恶热，小便短赤，舌质偏红，舌苔白干或黄糙，脉滑数或濡数，为风湿热型；关节疼痛，肿胀变形，行握俱艰，面色㿠白，心悸乏力，身疲困倦，舌体胖大，舌质淡，苔薄白，脉沉细弦紧，为气血两虚型；关节肿痛，长期反复难愈，病变骨节僵硬，活动受限，屈伸不利，疼痛悠悠，同时，见面色淡白，肌肉瘦削，神倦乏力，纳食减少，畏寒，腰腿酸软，大便溏薄，小便清长，夜尿频，舌质淡，苔薄白，脉沉细弱，为脾肾阳虚型；关节疼痛难愈或拘挛不利，局部常有轻度灼热红肿，疼痛多以夜间明显，同时伴有形体羸瘦，头晕目眩，耳鸣咽干，心烦少寐，手足心热，腰膝酸软，舌质红，少苔或无苔，脉细数，为肝肾阴虚型；痹证历时较长，关节强直，关节周围呈暗黑，疼痛剧烈，筋腱僵硬，肌肉萎缩，或见关节畸形，或出现皮下结节，全身情况较差，舌质紫暗有瘀斑，脉来濡涩，为痰瘀交阻型。

四、治疗

1. 火针针刺部位

火针针刺部位选取病灶关节疼痛局部。

2. 火针针刺方法

根据病变部位，选择合适体位，充分暴露疼痛部位，以酒精棉球进行常规消毒，选择关节疼痛变形处，将毫火针在酒精灯上烧至通红后，在患处点刺，深度达到肌肉层，留针30分钟，隔日1次。

3. 辨证取穴（表8-2）

表8-2 类风湿关节炎辨证取穴

主穴		阿是穴（患病关节处）、大杼、阳陵泉、足三里、三阴交
配穴	风寒湿型	风府、风池、合谷、阴陵泉、关元
	风湿热型	曲池、风池、外关、列缺、阴陵泉
	气血两虚型	脾俞、血海、膈俞、气海
	脾肾阳虚型	气海、关元、申脉、肾俞、脾俞
	肝肾阴虚型	太溪、照海、肾俞、肝俞、太冲
	痰瘀交阻型	血海、膈俞、丰隆、中脘

4. 其他疗法

耳针疗法：取肝、肾、神门、交感、皮质下、内分泌、膝。每次选用3～5穴，毫针刺法，或压丸。

五、验案分享

李某，女，42岁。双侧膝关节疼痛2年，雨天严重，加重3个月。舌紫暗，苔薄白，脉滑。治疗：患者取仰卧位，使用毫火针针刺双侧膝关节局部痛点及内膝眼、外膝眼、梁丘、阴陵泉，留针30分钟；配合使用毫针针刺阳陵泉、关元、合谷、曲池、足三里、三阴交，双侧合谷、曲池、足三里、三阴交加电针，密波，留针30分钟。起针后，患者取坐位，毫针针刺大杼、风府、风池，留针30分钟，隔日1次。治疗5次后，疼痛明显减轻，雨天疼痛感较之前减轻。治疗12次之后，疼痛基本消失。

六、按语

（1）类风湿关节炎需与风湿性关节炎相鉴别，类风湿关节炎是以多关节、小关节为主的对称性的慢性关节炎，具有持续性、破坏性和对称性，晚期往往造成关节畸形。而风湿性关节炎，主要见于风湿热患者，是一种以大关节受累为主，关节红肿热痛，具有游走性特点的关节炎，往往与链球菌感染相关。

（2）类风湿关节炎在初起 2～3 年的致残率较高，如不及早合理治疗，3 年内关节破坏可达 70%。积极、正确的治疗可使 80%以上的患者病情缓解，只有少数患者最终致残。

（3）治疗时，选取疼痛部位最明显处用火针点刺留针 30 分钟，时间不宜过长。针灸治疗关节炎有很好的疗效，可与艾灸、拔罐、耳针等结合治疗，效果更佳。

（4）平时注意避免劳累受凉，减少关节负重，适当休息，注意保暖。

第三节 痛 风

一、概述

痛风是一种由嘌呤代谢紊乱，以高尿酸血症、反复发作的关节肿痛、关节畸形、肾脏病变形成的尿酸结石等为主要临床特征的疾病。痛风属于中医学"痹证"范畴，是由于湿浊、瘀毒积热流注关节、经络，导致不通则痛。痛风多因外感风寒湿邪，郁而化热或外感风热或湿相并，而致风湿热合邪为患，或饮食不节，损伤脾胃，湿邪内生，痹阻经络，日久不愈导致气血津液运行不畅，血脉瘀阻，津液凝聚，瘀血痰湿痹阻关节。

二、临床表现

痛风性关节炎是痛风的首发症状，多呈剧痛，数小时内出现受累关节的红、肿、热、痛和功能障碍，以单侧拇趾及第一跖趾关节最为常见，其次为踝、膝、肘、腕、手及足部其他关节，受累关节红、肿、热、痛，疼痛难忍，局部皮肤有烧灼感，活动受限，大关节受累时常有渗液，可伴有发热、寒战、疲倦、厌食及头痛等症状。

缓解期多表现为局部隐痛不适，肤色变深，关节肿胀畸形或有结石形成（多见于外耳郭、患部关节）。随着结石的不断沉积导致关节肥大、畸形、僵硬，活动受限。X 线片可见受累关节在骨软骨邻近关节的骨质可有圆形或不整齐的穿凿样透亮缺损。肾盂造影可见透光性肾结石影。

三、辨证分型

肢体关节疼痛，屈伸不利，呈游走性疼痛、拒按，阴雨天气加重者，为风寒湿阻型；关节红、肿、热、痛，痛不可触，遇冷则舒，遇热痛剧，兼见发热，口渴，心烦，汗出不解者，为风湿郁热型；关节肿大，僵直畸形，屈伸不利，或皮下结节，破溃流浊，苔白厚腻，舌下络脉瘀紫者，为痰瘀互结型；关节屈伸不利，反复发作，腰膝酸痛，神疲乏力者，为肝肾亏虚型。

四、治疗

1. 火针针刺部位

火针针刺部位选取病变部位四周及阿是穴、行间、内庭、太冲、陷谷。

2. 火针针刺方法

患者取坐位，局部常规消毒后，将火针烧红至白亮，对准穴位点刺，刺入深度为 0.2～0.3mm，每个穴位点刺 1～3 针。针刺足部腧穴宜用粗火针，出血效至，总出血量控制在 100ml 以内，针刺踝关节以上穴位以细火针为宜。每周 3 次，6 次为 1 个疗程。针刺后 48 小时保持针孔干燥。

3. 辨证取穴（表 8-3）

表 8-3　痛风辨证取穴

主穴		阿是穴、行间、内庭、太冲、陷谷
配穴	风寒湿阻型	丰隆、脾俞
	风湿郁热型	丘墟、大都、太白
	痰瘀互结型	血海、膈俞、丰隆
	肝肾亏虚型	太溪、三阴交

4. 其他疗法

（1）刺络拔罐：在痛风病变关节选 1～4 处，用酒精棉球消毒后，用小针刀点刺放血，再行火罐。

（2）毫针针刺：①针刺足三里、血海、三阴交、曲池、阳陵泉及阿是穴。②扬刺：以痛点为中心（天应穴）前、后、左、右各刺一针。

五、验案分享

张某，男，58 岁，2017 年 7 月 30 日初诊。第一跖趾关节肿大，疼痛难忍，行走不便，舌尖红，苔黄腻，脉弦数。近日因急躁易怒，饮食不当，喜食肥甘厚味，饮酒过量，导致脾胃湿热、肝火上炎。先用粗火针点刺跖趾关节肿胀区，配合气罐将瘀血拔出，使局部水肿消退，再用消毒棉签清洁刺络区域。以毫火针围刺跖趾关节肿胀区，留针 30 分钟，隔日 1 次，每周 3 次。1 次治疗后，疼痛明显减轻，3 次后，行走如常。

六、按语

（1）对痛风性关节炎急性发作者，可在红肿的患部散刺数针，使炎性渗出物排出。临床亦可加取相应的荥穴、输穴、郄穴，能强化针刺止痛效果。另外，整体的辨证取穴不可少，恰当的辨证取穴，可治病求本，巩固疗效。

（2）采用火针刺络放血法，出血颜色由暗变淡即可。特别注意：血友病、凝血功能障碍患者，不宜采用刺络放血疗法。

（3）注意饮食习惯，严格控制火锅、海鲜、豆制品、熏制品、动物内脏、啤酒等食物的摄入。

第四节　强直性脊柱炎

一、概述

强直性脊柱炎是一种慢性进行性疾病，主要侵犯骶髂关节、脊柱骨突、脊柱旁软组织及关节，并可伴发关节外表现，严重者可发生脊柱畸形和关节强直。本病属于中医学 "骨痹""顽痹"范畴，急性发病期的主要病机是寒、热、湿、瘀痹阻，而慢性迁延期的主要病机是肾阳亏虚、肝肾不足。其临床表现主要为腰、背、骶、颈脊柱和髋部僵硬疼痛，病程反复迁延不愈，常可导致脊柱变形。临床治疗十分棘手。

二、临床表现

本病多隐袭式发病。初起出现腰背部或骶髂部疼痛，渐至疼痛伴有发僵，时常半夜痛醒，转侧困难，晨起时或久坐后腰部发僵更为明显，但活动后多能减轻。部分患者可出现臀部钝痛或骶髂部剧痛，并可向周边放射。咳嗽、打喷嚏、突然转动腰骶部时，可致疼痛加重。早期疼痛多在一侧呈间断性，数月后疼痛多在双侧并转变为持续性。随着病情的不断进展，疼痛部位由腰骶椎向胸颈椎发展，出现相应部位疼痛、僵硬和脊柱畸形。

三、辨证分型

腰骶疼痛，脊背疼痛，腰脊活动受限，晨僵，发热，四肢关节红、肿、热、痛，目赤肿痛，兼症为口渴或口干不欲饮，肢体困重，大便干，溲黄，舌红、苔黄或黄厚腻，脉滑数，为湿热痹阻型；腰骶疼痛，脊背疼痛，腰脊活动受限，晨僵遇寒加重，遇热减轻，兼症为四肢冷痛，肢体困重，舌淡、苔白，脉弦滑，为寒湿痹阻型；腰骶疼痛，脊背疼痛，腰脊活动受限，晨僵，疼痛夜重，或刺痛，兼症为肌肤干燥少泽，舌暗或有瘀斑，脉沉细或涩，为瘀血痹阻型；腰疼痛，脊背疼痛，腰脊活动受限，晨僵，局部冷痛，畏寒喜暖，手足不温，足跟痛，兼症为精神不振，面色不华，腰膝酸软，阳痿，遗精，舌淡、苔白，脉沉细，为肾阳亏虚型；骶髂疼痛，脊背疼痛，腰脊活动受限，晨僵，局部酸痛，眩晕耳鸣，腰膝酸软，足跟痛，兼症为肌肉瘦削，盗汗，手足心热，舌红、苔少或剥脱，脉沉细或细数，为肝肾不足型。

四、治疗

1. 火针针刺部位

火针针刺部位选取大椎、至阳、腰阳关、华佗夹脊穴、督脉经穴、后溪、申脉。

2. 火针针刺方法

首次治疗，选取大椎、至阳、腰阳关、华佗夹脊穴，常规消毒，选用细火针，将火针前 1/3 在酒精灯上烧红后在大椎、至阳、腰阳关穴位上进行速刺，深度为 3～5mm，不留针，然后在华佗夹脊穴使用毫火针刺，深度为 5～10mm，并留针，最后取双侧后溪、申脉，用 0.30mm×40mm 毫针直刺；肾俞、肝俞、关元、太溪、太冲、复溜用 0.30mm×40mm 毫针直刺，留针 30 分钟。次日，取督脉经穴，用 0.25mm×25mm 毫针，将毫针前 1/3 在酒精灯上烧红后在督脉经脉及穴位上进行速刺，深度为 5～10mm，并留针，再取双侧后溪、申脉，用 0.30mm×40mm 毫针直刺，留针 30 分钟。隔日，重复上述治疗。然后休息 2 日，再重复上述治疗。

3. 辨证取穴（表 8-4）

表 8-4　强直性脊柱炎辨证取穴

主穴		大椎、至阳、腰阳关、华佗夹脊穴
配穴	湿热痹阻型	风池、合谷、曲池、阴陵泉、内庭
	寒湿痹阻型	风池、合谷、列缺、阴陵泉、足三里
	瘀血痹阻型	膈俞、间使、三阴交、血海
	肾阳亏虚型	肾俞、气海、关元、太溪
	肝肾不足型	肝俞、肾俞、太冲、太溪、复溜

4. 其他疗法

（1）督脉灸法：患者取俯卧位，取督脉。然后在督脉灸疗盒中分别插入 6 支 40mm 长的艾段，点燃后将督脉灸疗盒放置在督脉上，并在排烟孔上接入灸疗净化排烟仪。每次灸疗时间为 30 分钟，每日 1 次，5 日为 1 个疗程。

（2）温针灸法：督脉及华佗夹脊穴常规消毒。在上述穴位使用 0.30mm×40mm 毫针直刺，用平补平泻手法。然后，将点燃的 20mm 艾段插在针柄上，并在针刺肌肤处放置接灰垫，针身热度以患者能耐受为度。治疗时间为 30 分钟，每周治疗 5 次，3 周为 1 个疗程。

（3）刺络拔罐法：在脊柱疼痛处或变形处，常规消毒，用 0.45mm×16mm 注射针头点刺出血，然后拔上火罐，留罐 5～10 分钟。隔日 1 次，6 次为 1 个疗程。

五、验案分享

刘某，男，35 岁，1996 年 4 月 15 日初诊。脊椎僵硬、侧弯，不能低头，不能直立，右腰脊背连腿疼痛，活动不利，遇劳则重，遇寒则甚。近 2 个月疼痛加重，曾先后多次住院治疗，疗效欠佳。查体见神志清楚，精神疲惫，面色㿠白，腰前屈、后伸及侧弯受限，分髋试验（+），右侧腹股沟压痛，舌淡，苔薄白，脉弦细。X 线片示强直性脊柱炎，血红蛋白 110g/L，红细胞 $3.5×10^{12}$/L，白细胞 $5.2×10^9$/L，血沉 20mm/h。取夹脊穴（颈椎至骶椎），两侧共 17 穴，并随证加减。选用师怀堂 26 号单头火针，针具在酒精灯上烧至白亮，对准穴位疾进疾出，针刺深度为 0.5 寸左右，刺毕在针孔上用消毒干棉球按压 5 分钟，每周治疗 1 次，5 次为 1 个疗程。1 个疗程后，上述症状及体征明显减轻。3 个疗程后，症状基本消失。4 个疗程后，腿前后屈伸及弯腰转体、分髋障碍消失，患者能参加日常劳动。再治 1 个疗程，X 线片同前比无发展，血沉 6mm/h，随访未见复发。（摘自：任春玲.火针治疗强直性脊柱炎 7 例 [J].上海针灸杂志，2004，23（7）：31.）

六、按语

（1）火针治疗强直性脊柱炎可直达病所，借火助阳，具有温阳通络、散寒祛风、行瘀除湿、扶正固本之功效。但临床应早治疗，不宜拖延。

（2）本病常因起居不慎，感受外邪而加重，故应注意季节时令变化，避免寒凉、潮湿刺激，不宜使用凉水洗漱，注意保暖防寒。但也要防止穿戴过多致使过度汗出而复感风寒加重病情。

（3）保持乐观的情绪，不良的情绪会导致病情加重或复发。养成良好的坐卧姿势，保持脊柱的功能位，戒烟戒酒，减少食用对胃肠道有刺激性的食物。

（4）适当运动，如触摸高处、坐位站立、平卧位起立、挺胸收腹、直立后望等，晨起适当活动腰骶背部、打太极拳等。

（5）强直性脊柱炎早期，应注意与骨结核、骨肿瘤等相鉴别，以免延误病情。

第五节 头 痛

一、概述

头痛是临床上常见的一种自觉症状。凡是因外感六淫之邪或是内伤杂病引起的头痛为主症的病症，均称为头痛。头痛既可单独出现，亦可出现在多种急、慢性病中，如高血压、鼻窦炎、颅内肿瘤及颈椎病等。

二、临床表现

头部的额、顶、颞、枕区疼痛最为多见，亦可有全头痛。头痛性质多表现为跳痛、胀痛、刺痛、隐痛，甚至头痛如裂等。每次发作可持续数分钟、数小时、数日不等。部分患者还伴有烦躁或视物改变、恶心呕吐、面色苍白、多汗、脓涕增多等症状。

三、辨证分型

头痛起病较急，痛连项背，畏风畏寒，遇风寒痛重，舌苔薄白，脉浮紧者，为风寒头痛；

头痛如胀，发热畏风，面红目赤，口渴喜饮，便秘，小便黄赤，舌红苔黄，脉浮数者，为风热头痛；头痛如裹，胸闷食少，大便稀溏，小便不畅，苔白腻，脉濡滑者，为风湿头痛；头痛目眩，心烦易怒，失眠多梦，两胁胀痛，面红目赤，口苦，舌红，苔薄黄，脉弦细者，为肝阳头痛；头空眩晕，腰膝酸软，遗精带下，失眠，耳鸣，舌红少苔，脉细无力者，为肾虚头痛；头痛且晕，心悸不安，面色无华，神疲懒言，舌淡，苔薄，脉细者，为血虚头痛；头痛且蒙，胸闷痞满，食欲减退，泛恶欲吐，舌苔白腻，脉滑数者，为痰浊头痛；头痛久治不愈，痛处固定且如针刺，或有头部外伤史，舌紫有瘀斑，苔薄白，脉沉细者，为瘀血头痛。

四、治疗

1. 火针针刺部位
火针针刺部位选取阿是穴、百会、四神聪、行间。

2. 火针针刺方法
将穴位用酒精棉球消毒，选用 0.30mm×40mm 针灸针在酒精灯上烧至白亮，在消毒穴位处进行点刺，出针后用消毒棉球按压针孔片刻即可。隔日 1 次，每周 3 次，4 周为 1 个疗程。辨证取穴以普通针刺即可。

3. 辨证取穴（表 8-5）

表 8-5 头痛辨证取穴

主穴		阿是穴、百会、四神聪、行间
配穴	风寒头痛	上星、风府、攒竹、合谷
	风热头痛	风府、曲池、合谷
	风湿头痛	丰隆、解溪、风池、合谷
	肝阳头痛	阳谷、合谷、昆仑、侠溪
	肾虚头痛	涌泉
	痰浊头痛	中脘、丰隆、公孙
	血虚头痛	血海、三阴交、足三里
	瘀血头痛	膈俞、血海

4. 其他疗法
（1）耳针疗法：针刺颞、皮质下、神门、肝、胆、耳尖。采用毫针刺法、经皮浅刺，可长时间留针，或以胶布将针柄固定。耳穴贴压，消毒穴位，用王不留行籽进行耳穴贴压，手法由轻到重，按至有热胀感和疼痛感（以患者能耐受为度），每日按压 4 次以上，每次 2 分钟左右。两耳交替进行，3 日轮换一次。

（2）腕踝针疗法：针刺腕部上 1～上 6 穴，针尖与皮肤成 15°～30°，快速刺入皮下，使针体贴着皮肤浅层行进以针下有松软感为宜，不可出现酸、麻、胀、痛等感觉。针刺方向朝向病灶处，一般留针 30 分钟，其间不做补泻等任何手法。

五、验案分享

张某，男，35 岁，公务员，2016 年 8 月 25 日初诊。持续头痛 3 日，不能缓解。患者近日工作压力大，脾气急躁，腰膝酸软，头顶部与枕部疼痛较为严重，失眠，盗汗，大便秘结，舌红，脉弦数。诊断为肝肾阴虚型头痛。治疗：用 0.30mm×40mm 毫针，在酒精灯上烧至白亮，迅速点刺头顶部及枕部阿是穴，迅速取出，不留针。继而针刺百会、风池、侠溪、天柱、束骨、足三里、三阴交、太冲、中脘、内关、合谷，留针 30 分钟。隔日 1 次，每周 3 次，1 周后，患者头痛完全消失。

六、按语

（1）定期进行身体检查，特别是血压的监测，若为有高血压家族遗传史的患者，一定做好早期预防工作，特别是气候突然变冷时，要及时添加衣物。

（2）头痛是多种疾病引发的共同症状，病因繁纷复杂，治疗前首先应排除各种可引起头痛的器质性疾病，以免因治疗掩盖原有症状。若多次治疗收效不佳，应及时做头颅 CT 或 MRI 检查，以排除颅脑器质性病变。

（3）头痛应辨清外感内伤、寒热虚实，火针治疗还要分辨部位所属经脉。临床治疗以痛点取穴为主，以通为主，但也要注意结合远端整体配穴，以改善机体的功能状态。

（4）注意关注气候变化，严格控制高酪胺及动物脂肪的摄入，少烟酒，保持愉悦的心情与乐观的心态，不可长期服用抗抑郁药、利尿药等。

第六节 胃脘痛

一、概述

胃脘痛，即胃痛，是指以上腹胃脘部近心窝处反复发作性疼痛为主症的病症，常同时兼有恶心、呕吐、泛酸、嘈杂、胃胀、嗳气、食欲不振、畏寒、大便失调等症。由于疼痛部位接近心窝处，所以中医学又称之为"心痛""心口痛""心胃痛""心脾痛"。《景岳全书》说："凡病心腹痛者，有上中下三焦之别。上焦者，痛在膈上，此即胃脘痛也。"

胃脘痛常见于急、慢性胃炎，胃溃疡或十二指肠溃疡，胃痉挛，胃神经症等。急性胃炎起病急且疼痛剧烈，慢性胃炎起病较慢且疼痛隐隐。溃疡病是有节律性的疼痛，胃溃疡的疼痛多发生在餐后 0.5～1 小时，疼痛部位多在剑突下或稍偏左处；十二指肠溃疡的疼痛多在餐后 3～4 小时出现，疼痛部位多在上腹部偏右处，进食后可稍缓解。胃痉挛由脾胃虚寒所致，呈阵发性，腹肌紧张，腹痛拒按，喜热饮。胃神经症多在精神受到刺激时发作，痛连胸胁，痛无定处。

二、临床表现

上腹胃脘部疼痛，可为胀痛、刺痛、隐痛、灼痛、闷痛、剧痛等，常伴有脘腹痞闷胀满、恶心呕吐、嗳气吞酸、嘈杂、纳食减少等症状。溃疡性疼痛为饥饿性疼痛，有夜间痛、空腹痛的特点，常伴有嗳气、泛酸、上腹灼热等症状。胃镜检查可明确诊断。虚寒型胃痛为轻微的上腹部疼痛，且空腹时明显，进食后减轻，疼痛时喜温喜按，并伴有泛吐清水，精神不振，四肢不温，大便稀溏，舌淡红，苔白或薄或厚腻，脉偏沉细。

三、辨证分型

1. 辨虚实

虚者多病程长，痛处喜按，饥时痛著，纳后痛减，体弱脉虚。属虚者应进一步辨气虚、阳虚、阴虚。实者多病程短，痛处拒按，饥时痛轻，纳后痛增，体壮脉盛。属实者应进一步辨别不同的病理因素为病。

2. 辨寒热

胃痛遇寒痛甚，得温痛减，泛吐清水者为寒证；胃脘灼痛，痛势急迫，喜凉恶热，泛吐酸水者为热证。寒与热均有虚实之分。

3. 辨气滞、血瘀

一般初病在气，久病在血。气滞者，多见胀痛，痛无定处，或攻窜两胁，疼痛与情志因素密切相关；血瘀者，疼痛部位固定不移，持续疼痛，入夜加重，舌质紫暗或有瘀斑，或兼见呕血、便血。各证可兼杂和动态转化，须根据临床表现全面分析，综合诊断。

胃痛暴作，拘急冷痛，恶寒喜暖，得温痛减，遇寒加重，口不渴，喜热饮，有感寒或食冷病史，舌苔薄白，脉弦紧，为寒邪客胃型；胃脘疼痛，胀满拒按，嗳腐吞酸，或呕吐不消化食物，其味腐臭，吐后痛减，不思饮食，大便不爽，得矢气及便后稍舒，有暴饮暴食病史，舌苔厚腻，脉滑，为饮食伤胃型；胃脘胀痛，或攻撑窜痛，牵引背胁，遇怫郁烦恼则痛作或痛甚，嗳气、矢气则痛舒，胸闷叹息，大便不畅，舌苔薄白，脉弦，为肝气犯胃型；胃脘灼痛，吐酸嘈杂，脘痞腹胀，纳呆恶心，口渴不欲饮水，小便黄，大便不畅，舌红，苔黄腻，脉滑数，为湿热中阻型；胃脘刺痛，痛有定处，按之痛甚，疼痛延久屡发，食后加剧，入夜尤甚，甚或出现黑粪或呕血，舌质紫暗或有瘀斑，脉涩，为瘀血停胃型；胃脘隐痛，绵绵不休，空腹痛甚，得食则缓，喜温喜按，劳累或受凉后发作或加重，泛吐清水，食少纳呆，大便溏薄，神疲倦怠，四肢不温，舌淡苔白，脉虚缓无力，为脾胃虚寒型；胃脘隐隐灼痛，有时嘈杂似饥，或似饥而不欲食，口干咽燥，大便干结，舌红少津，或光剥无苔，脉弦细无力，为胃阴不足型。

四、治疗

1. 火针针刺部位

火针针刺部位选取上脘、中脘、梁门、天枢、足三里、三阴交、太冲。

2. 火针针刺方法

针刺穴位常规消毒，选用 0.35mm×25mm 毫针，将毫针前 1/3 在酒精灯上烧红后在火针针刺穴位上迅速进行点刺，速刺法，不留针，针刺深度依据穴位局部肌肉厚度酌情决定，一般深度为 0.5～1 寸。出针后，使用干棉球迅速压住针眼，以减轻疼痛。余穴用毫针，留针 20～30 分钟。隔日治疗 1 次。

3. 辨证取穴（表 8-6）

表 8-6 胃脘痛辨证取穴

主穴		中脘、足三里
配穴	寒邪客胃型	内关、公孙、关元、外关、建里
	饮食伤胃型	内关、公孙、璇玑、上脘、梁门
	肝气犯胃型	内关、公孙、膻中、气海、期门、太冲
	湿热中阻型	内关、公孙、天枢、阴陵泉
	瘀血停胃型	膻中、气海、膈俞、胆俞、肝俞、便血者加天枢、关元、血海、内关、公孙
	脾胃虚寒型	内关、公孙、下脘、天枢、气海、关元、中极、脾俞、胃俞、章门
	胃阴不足型	内关、公孙、胃俞、关元、三阴交、商丘、照海

4. 其他疗法

（1）穴位注射：将黄芪注射液、当归注射液或丹参注射液注入中脘、天枢、关元、足三里、脾俞、胃俞、肝俞等穴，每次选 2 个穴位，每穴注入 2ml，隔日 1 次。

（2）针刺加艾灸法：膻中、中脘、天枢、气海、关元平刺 0.5～1 寸，内关、下脘、足三里、公孙、膈俞、胃俞等直刺，依据穴位局部的肌肉厚度酌情决定，一般深度为 0.2～1 寸。用艾灸盒子艾灸神阙穴附近 1 小时，隔日治疗 1 次。

（3）耳穴疗法：取神门、胃、脾、肝、交感、三焦、耳迷根。操作：将穴位消毒后，用王不留行籽或揿针进行耳穴贴压，以有热胀感和疼痛感为宜，每日按压 3 次以上，每次 2 分钟左右。每次选取其中 3～4 个穴位，交替进行，3 日轮换 1 次。

五、验案分享

范某，女，31 岁。胃脘隐痛 3 个月余。3 个月余前无明显诱因出现小腹不适，治疗不当疼痛转移到胃脘，胃脘部灼热、疼痛隐隐，干呕呃逆，饥不欲食，空腹时加重。1 年前胃镜检查诊断为非糜烂性胃炎。面色无华，舌红少苔，脉细数。中医诊断为胃痛，胃阴不足证。治疗：嘱患者平卧，将内关、中脘、梁门、天枢、关元、气海、足三里、三阴交、公孙、太冲消毒，先用毫针针刺，疏通气机，留针 30 分钟，然后用毫火针快速频频浅刺 1 次。第 2 次治疗后患者胃脘部疼痛感明显减轻，第 6 次治疗后进食量显著增多。共治疗 12 次，患者痊愈。

六、按语

（1）胃脘痛患者饮食须有节律，切忌暴饮暴食、饥饱无规律；切忌长期饮食生冷、辛辣、酒等物；切忌过用苦寒、燥热伤胃的药物。

（2）胃脘痛的临床表现有时与肝胆疾病及胰腺炎相类似，临证应予以鉴别。必要时可行上腹部彩超检查。

（3）胃脘痛患者饮食应少食多餐、清淡饮食，避免进食浓茶、咖啡及辛辣食物，严重者需流质或半流质饮食。

（4）患者平素应保持愉快的心情，避免紧张、忧思、恼怒等情志内伤。要劳逸结合，起居有常，避免外邪内侵。

第七节　泄　泻

一、概述

泄泻是指因感受外邪，或被饮食所伤，或情志失调，或脾胃虚弱，或脾肾阳虚等原因引起的以排便次数增多，粪质稀溏或完谷不化，甚至泻出如水样为主症的病症。大便溏薄而势缓者为泄，大便清稀如水而直下者为泻。本病一年四季均可发生，以夏秋两季多见。中医学的"五更泻"可参照本病治疗，古典医籍中称"濡泄""飧泄""洞泄""下利""溏泄"等。西医学中的慢性肠炎、慢性结肠炎、肠功能紊乱、结肠过敏及肠结核等由于消化器官功能或器质性病变导致的腹泻均可参照本病治疗。

二、临床表现

主要表现为大便清稀，或大便次数增多，粪质清稀；或大便次数不多，粪质溏薄，甚或如水样，或完谷不化，便中无脓血，常伴有腹痛、腹胀、肠鸣、肛门重坠等症状。起病或急或缓，常有反复发作史。常由外感寒、暑、热、湿邪，饮食所伤，情志不舒，神疲劳倦，脏腑功能失调等诱发或加重。

三、辨证分型

除具有泄泻的一般表现以外，多伴有泄泻清稀，甚至如水样，腹痛肠鸣，脘闷食少，恶寒，发热，头痛，肢体酸痛，苔白腻，脉濡缓，为寒湿型；多伴有大便时溏时泻，餐后即泻，夹有黏液，腹痛隐隐，绵绵不休，劳累或受凉后发作或加重，神疲纳呆，四肢倦怠，舌淡、边有齿痕，苔白腻，脉虚弱，为脾虚湿盛型；多伴有泄泻腹痛，泻下急迫，势如水注，泻而不爽，粪色黄褐，气味臭秽，肛门灼热，身热烦渴，小便短赤，舌质红，苔黄腻，脉滑数或濡数，为湿热伤中型；多伴有腹痛肠鸣，脘腹胀满，泻下粪便臭如败卵，泻后痛减，嗳腐吞酸，泻下伴有不消化食物，不思饮食，舌苔垢浊或厚腻，脉滑，为食滞肠胃型；多伴有胸闷不舒，腹痛隐隐，餐后即泻，大便时溏时泻，夹有黏液，迁延反复，面色萎黄，神疲倦怠，舌质淡，苔薄白，脉细弱，为脾胃虚弱型；多伴有黎明之前，脐腹作痛，肠鸣泄泻，完谷不化，泻后则安，腹部冷痛，得温痛减，形寒肢冷，腰膝酸软，不思饮食，舌淡胖，苔白滑，脉沉细，为肾阳虚衰型；素有胸胁胀闷，脘痞胸闷，急躁，易怒，嗳气食少，抑郁恼怒或情绪紧张时发生腹痛泄泻，泻后痛减，腹中雷鸣，攻窜作痛，矢气频作，舌边红，苔薄白，脉弦，为肝气乘脾型。

四、治疗

1. 火针针刺部位

火针针刺部位选取中脘、水分、天枢、关元、足三里、上巨虚、下巨虚、脾俞、胃俞、肾俞、命门、三阴交、大肠俞。

2. 火针针刺方法

嘱患者选取合适的体位，将针刺局部常规消毒，施术者将毫火针烧至通红，采用速刺法，点刺不留针，水分、中脘、天枢、关元等腹部穴位，针刺深度为 0.5～1 寸，公孙、太冲穴点刺深度为 0.1～0.2 寸，余穴针刺深度根据肌肉厚度酌情而定，用灸盒灸神阙穴，艾灸 1 小时左右，内庭点刺放血。

3. 辨证取穴（表 8-7）

表 8-7　泄泻辨证取穴

	主穴	中脘、水分、天枢、关元、足三里、上巨虚、下巨虚、脾俞、胃俞、肾俞、命门	
暴泻	配穴	寒湿困脾型（寒湿泄泻）	神阙、阴陵泉
		肠道湿热型（湿热伤中型）	公孙、内庭、水道
		食滞肠胃型	承满、梁门、大横
久泻	主穴	天枢、上巨虚、三阴交、大肠俞	
	配穴	肝气郁滞型（肝气乘脾型）	期门、章门、太冲
		脾气亏虚型	气海、足三里、太白
		肾阳亏虚型（肾阳虚衰型）	脾俞、肾俞、命门

4. 其他疗法

（1）穴位注射：取天枢、足三里、上巨虚。用黄连素或维生素 B_1 或维生素 B_{12} 注射液，每穴每次注射 0.5～1ml，每日 1 次。

（2）耳穴疗法：取大肠、胃、脾、肝、肾穴，每次选一侧耳穴，常规消毒后，对准穴位快速刺入，深度约 0.1 寸，以不刺透对侧皮肤为宜。捻转 5～10 下，留针 20～30 分钟，隔日治疗 1 次。或用王不留行籽或揿针进行耳穴贴压，按至有热胀感和疼痛感（以患者能耐受为度），每日按压 4 次以上，每次 2 分钟左右。两侧耳穴交替使用。

五、验案分享

匙某，男，51 岁。腹泻 6 个月余，近期加重。患者 6 个月余前出现大便量少、溏薄不成形、次数增多。每当饮食不当或受凉则腹泻加重，腹胀满。现症：大便稀溏近期加重，每日 3～4 次，腹胀，四肢欠温，无腹痛，腰膝酸软，乏力，纳食尚可，面色萎黄，舌胖大、边有齿痕，苔白厚，脉沉弱。中医诊断为腹泻，脾肾阳虚证。治疗：耳穴（胃穴、大肠穴）、中脘、天枢、气海、关元、长强穴常规消毒后，用毫火针针刺，施速刺法。曲池、合谷、足三里、三阴交、太冲、太溪用毫针针刺，施以补法。留针20~30分钟，隔日治疗1次。初诊后患者诉腹中不适明显减轻。二诊后大便每日1次，稍成形。三诊后大便明显好转，已基本成形，纳佳。五诊后大便正常，诸症均好转。继续针刺治疗，施用补法，调理胃肠。

六、按语

（1）饮食有节，平时应该注意饮食卫生，忌长期饮食生冷油腻、辛辣、酒等物；切忌过用苦寒的药物。

（2）应少食多餐，饮食宜为清淡、少油腻、细软、少渣的流食或半流食，待泄泻缓解后再予软食。避免进食浓茶、咖啡及辛辣食物，及时补充水分，以免脱水加重病情。

（3）保持愉快的心情，避免紧张、忧思、恼怒等情志内伤。要劳逸结合，起居有常，避免外邪内侵。

（4）泄泻病位在肠，初病伤胃，久病伤脾，或由脾及肾，并常寒热虚实错杂。临证当详细辨识虚实寒热，厘清、辨识所及脏腑，把握病机所在，方能正确立法、选穴、处方，有的放矢。

第八节 面 瘫

一、概述

面瘫是以口角㖞斜、眼睑闭合不全为主要表现的病症，又称之为"口眼㖞斜""口僻"。本病相当于西医学的"特发性面神经麻痹""贝尔麻痹""特发性面神经炎"等。本病为临床常见病、多发病，可发生于任何季节，但以冬春季高发；可见于任何年龄段，主要集中在15~50岁；一般以一侧面部发病为主，双侧发病极为少见；发病轻重与性别及左右侧无明显差异，但与发病部位、损伤程度密切相关。西医学对本病的病因及发病机制尚未阐明，一般认为与寒凉刺激或病毒感染有关，尚缺乏特异有效的治疗手段。中医学认为本病是由于机体正气不足，脉络空虚，卫外不固，风寒或风热之邪乘虚侵袭面部经络，致气血壅滞，运行不畅，经筋功能失调，筋肉失于支配，出现㖞僻。

二、临床表现

本病起病急骤，多于晨起洗漱或进食时发现，症见患侧面部表情肌瘫痪，出现额纹消失并抬举乏力，皱眉不能或乏力，眼睑闭合不全，鼓腮不能或乏力或漏气，鼻煽不能或乏力，鼻唇沟变浅变短，口角歪向健侧，示齿健患侧牙齿外露不对称，张口呈斜卵圆形。部分患者还伴有舌前2/3味觉减退，或听觉过敏，或乳突部疼痛，或眩晕等。若病程迁延日久，可因瘫痪侧面肌挛缩，出现面部浅表的表情肌发紧，口眼连带运动，鼻唇沟变深，静态观下口角反歪向患侧，形成所谓"面肌倒错"的假象。

三、辨证分型

除具有面瘫的一般表现外，多伴有恶寒、无汗、身痛，舌质淡红、苔薄白，脉浮紧，为风寒阻络型；除具有面瘫的一般表现外，多伴有微热、恶风、口干渴，舌质红或边尖红、苔薄黄，脉浮数，为风热阻络型；除具有面瘫的一般表现外，多伴有头重如裹、头昏胸闷，舌胖大、苔白浊或白腻，脉弦滑，为风痰阻络型；除具有面瘫的一般表现外，多伴有口干咽燥、口气臭秽、烦渴引饮，舌红、苔黄，脉洪大，为阳明实热型；除具有面瘫的一般表现外，多伴有耳鸣耳痛、口苦易怒、面红目赤，舌质红、苔黄，脉弦数，为肝胆热盛型；除具有面瘫的一般表现外，多伴有心悸气短、神疲乏力、面色萎黄，舌质淡、少苔，脉细无力，为气血不足型；除具有面瘫的一般表现外，多伴有面紧板滞、面色较暗，舌质暗或有瘀痕，脉涩，为气滞血瘀型。

四、治疗

1. 火针针刺部位

火针针刺部位选取双侧风池，患侧翳风、阳白、太阳、四白、迎香、颧髎、下关、地仓、颊车、合谷、足三里、三阴交、太冲。

2. 火针针刺方法

头面部穴位常规消毒，选用 0.25mm×25mm 毫针，将毫针前 1/3 在酒精灯上烧红后在面部穴位上迅速进行点刺，深度为 3～5mm，速刺法，不留针。出针后，使用干棉球迅速按压针眼，以减轻疼痛。隔日治疗 1 次。

3. 辨证取穴（表 8-8）

表 8-8 面瘫辨证取穴

主穴		面部功能区、风池、百会、合谷、太冲、三阴交
配穴	风寒阻络型	列缺
	风热阻络型	曲池
	风痰阻络型	阴陵泉、丰隆
	阳明实热型	曲池、足三里、内庭
	肝胆热盛型	行间、侠溪、丘墟
	气滞血瘀型	间使

4. 其他疗法

（1）贴敷疗法：取颊车、地仓、颧髎、下关、阳白。将马钱子研粉，取 0.3～0.5mg，置于胶布上，然后贴敷在上述穴位。2～3 日换药 1 次，一般需要换药 4～5 次。

（2）穴位注射：取风池、翳风、下关、阳白、太阳、颧髎、迎香、巨髎、足三里、太冲。用维生素 B_1 100mg，维生素 B_{12} 0.1mg，每次选穴 5～6 个，每个穴位注射 0.2～0.5ml，隔日 1 次。

（3）皮肤针法：取风池、阳白、太阳、颧髎、地仓、颊车、牵正。用梅花针叩刺，以局部潮红为度。隔日 1 次。

五、验案分享

胡某，男，67 岁，2002 年 3 月 16 日初诊。左侧口眼㖞斜 5 日。患者于 5 日前晨起忽然发现左侧口眼㖞斜，闭眼不能，漱口漏水，吃饭时食物存于面颊部，曾于外院服用维生素类药物，效不显。纳、眠可，二便调。舌嫩红，苔白，脉弦。查体：左侧面纹完全消失，左眼闭合不能，眼裂增宽，左口角右偏，左鼻唇沟变浅，伸舌居中，左耳后无压痛。中医诊断：面瘫。辨证为正气不足、风寒入中，治以祛风散寒、疏通经络。先用火针点刺患侧后，再用毫针刺阳白、四白、颧髎、颊车透地仓、合谷、足三里（左侧）等穴。二诊时患者症状稍有改善，左侧已出现较浅额纹，口角㖞斜有所好转，但仍漱口漏水，吃饭存食，继续治疗。三诊时患者症状明显改善，左侧额纹较右侧略浅，已能闭眼，漱口不漏水。五诊时患者已无不适感，外观已正常。（摘自：王桂玲，贺普仁.火针治疗面瘫的临床观察 [J]. 针灸临床杂志，2003，19（5）：26.）

六、按语

（1）面瘫发病后，应及早进行针灸治疗。早期治疗是获取临床疗效的关键，面瘫早期针刺局部穴位能疏通经络、祛除病邪、激发经气，刺激面部神经使之向好的方向转变，但要注意手法。

（2）针灸治疗期间，尤其是早期，面部应避免风寒刺激。必要时应佩戴口罩，注意护眼、护耳，因为面瘫眼睑闭合不全，清理异物能力减弱，容易并发眼部感染。此外，耳部是面神经出颅至面的关键部位，患病期间，避免耳部的寒凉刺激、避免用患侧耳接打电话或佩戴耳机等都是必要的。

（3）面瘫的轻重及预后转归与面神经的损伤程度及其损伤部位密切相关，面神经的损伤程度越重、损伤部位越深，预后越差。此外，还应考虑到与面神经损伤相关的一些问题，如高龄和糖尿病等对面神经功能的负面影响。

（4）若面瘫病程迁延日久，多出现"面肌倒错"现象。主要表现为面部浅表的表情肌发紧，口眼连带运动，鼻唇沟变深，静态观下口角反歪向患侧等。这主要是由瘫痪侧面部筋脉失于濡养，进而面肌挛缩造成的并发症所致，治疗重点仍应该在患侧。切不可把"面肌倒错"现象误认为是治疗上的"矫枉过正"，或是另一侧又出现了面瘫，盲目地去治疗另外一侧颜面局部。

第九节 面肌痉挛

一、概述

面肌痉挛是以阵发性、不规则的一侧面部肌肉抽动为特点的病症。目前，其发病机制尚不明确，临床治疗也较为棘手。中医学称此病为"面瞤""面风"等，认为风邪阻络，或风痰阻络，壅遏经脉，使气血运行不畅、筋脉拘急而抽搐；或肝血不荣，或阴虚血少，筋脉失养，导致虚风内动而抽动。

二、临床表现

本病主要表现为一侧面部肌肉阵发性抽搐痉挛，初起多为一侧眼轮匝肌阵发性抽动，逐渐扩散至面颊、口角，痉挛范围不超过面神经支配区域，少数患者在阵发性痉挛发作时，伴有面部局部的轻微疼痛。本病常在精神紧张时加重，休息、睡眠时症状消失。轻者只是眼周抽动，重者则波及一侧面颊、口角，甚至颌部、耳周。

三、辨证分型

因受风致发面肌痉挛，常兼有头痛、鼻塞、恶风、肢体痛楚，舌质淡红、苔薄白，脉浮，为风寒中络型；面肌痉挛，常兼有头晕头昏，头重如裹，耳鸣或肢麻震颤，舌质淡红、苔白腻，脉弦滑或滑细，为风痰阻络型；面肌痉挛，常伴有头痛头晕，面白乏力，唇爪无华，心悸乏力，舌质淡、少苔，脉虚涩，为血虚风动型。

四、治疗

1. 火针针刺部位
火针针刺部位选取阿是穴、太阳、四白、颧髎、巨髎、地仓、风池、风府、合谷、太冲、后溪、申脉。

2. 火针针刺方法
头面部穴位及阿是穴常规消毒，选用0.25mm×25mm毫针，将毫针前1/3在酒精灯上烧红后在面部穴位上迅速进行点刺，深度为3～5mm，速刺法，不留针。出针后，使用干棉球迅速按压针孔，以减轻疼痛。

其余穴位常规消毒，风池、风府、合谷、太冲、后溪、申脉选用0.30mm×40mm毫针直刺，留针30分钟。其中，风池、风府施以平补平泻手法；双侧后溪、申脉施以泻法；泻对侧合谷、同侧太冲，补同侧合谷、对侧太冲。隔日治疗1次。

3. 辨证取穴（表8-9）

表8-9　面肌痉挛辨证取穴

主穴		面部痉挛区、风池、百会、合谷、太冲、三阴交
配穴	风寒中络型	合谷、列缺
	风痰阻络型	合谷、丰隆、风府
	血虚风动型	血海、复溜

4. 其他疗法

（1）毫针毛刺疗法：先取风池、风府、完骨，以 0.30mm×40mm 毫针直刺；再使用 0.25mm×25mm 毫针于面部痉挛区域行毛刺（挂刺）；最后取合谷、太冲、后溪、申脉，选用 0.30mm×40mm 毫针直刺，留针 30 分钟。其中，风池、风府施以平补平泻手法，完骨施以补法；双侧后溪、申脉施以泻法；对侧合谷、同侧太冲施以泻法，同侧合谷、对侧太冲施以补法。每日治疗 1 次。

（2）耳穴埋针疗法：耳穴取神门、皮质下、心、肝、肾、交感、面颊区等。患者取坐位，耳穴皮肤先以碘伏消毒后，再以酒精棉球脱碘，然后左手固定耳郭，右手用镊子持已消毒的揿针压入上述耳穴，胶布固定，每次选取 4～5 穴。每穴每日按压 1～2 分钟，隔日更换 1 次，两耳交替进行，10 日为 1 个疗程，疗程间休息 2～3 日。

（3）头皮针疗法：采用头皮针治疗，选面肌痉挛对侧运动区、感觉区，风池穴。用头皮针进针时向前斜刺入帽状腱膜 0.5 寸，用拇、示指捻转至有酸胀感，每隔 5 分钟捻转 1 次，共 4 次。风池穴进针时针尖向对侧下颌方向，以产生酸胀感为度。留针 20 分钟，每日 1 次，10 次为 1 个疗程。

五、验案分享

刘某，女，56 岁，农民，2009 年 4 月 5 日初诊。右侧眼角伴口角不自主反复抽搐 1 年余，进行性加重。曾口服活血化瘀、营养神经性药物未见效。神经科检查：未见明显异常。遂到针灸科就治，体检：神态正常，精神萎靡，面部表情不自然，右侧面肌抽搐。取头面部的阿是穴及阳白、四白、地仓、颊车、下关、双太冲。常规消毒所刺部位，用小号贺氏火针在酒精灯上烧红、烧透、烧至针尖发白，速刺上述腧穴。首选痉挛跳动之始发局部，次选面部腧穴，然后迅速拔出，并用消毒的干棉球按压针孔片刻。用上述方法治疗 1 次后，患者面肌抽搐次数明显减少，治疗 1 个疗程后，面肌抽搐完全控制，又巩固治疗 1 个疗程后，临床症状全部消失，随访 1 年未见复发。（摘自：陈天芳.火针治疗面肌痉挛 18 例［J］.河南外科学杂志，2012，18（4）：117.）

六、按语

（1）面肌痉挛应与面瘫后遗症/并发症相鉴别，二者虽然都与风有关，但在病因病机与临床特征上均有所不同。前者多由风邪、风痰阻络或肝血不荣所致，其临床特征是面颊部时有不自主抽搐；而面瘫后遗症/并发症多由面瘫后期血虚生风，经筋失养所致，其临床特征是面肌挛缩，口眼连带或额眼连带运动。

（2）治疗时，选取面部抽动最为明显的 3~4 个部位，用毫火针点刺 1~3 次，不留针。每次只取 2 个部位或穴位，不可在同一部位或穴位反复毫火针点刺，以免穴位疲劳反加重病情发作。

（3）面肌痉挛治疗的远端取穴也很重要，一般可以取风池、风府施以平补平泻手法，完骨施以补法；双侧后溪、申脉施以泻法；取面肌痉挛的对侧合谷、同侧太冲施以泻法，取面肌痉挛的同侧合谷、对侧太冲施以补法。这样可以平衡阴阳，抑急扶缓。

（4）面肌痉挛治疗期间，应注意用温水洗漱，佩戴口罩，避免寒凉刺激。并注意适当休息，放松精神，保证睡眠，尽量少食用辛辣刺激性食物。若病情久治不愈，可考虑手术治疗。

第十节 面 痛

一、概述

面痛是指面部时而有以走窜、刀割、烧灼样疼痛为主要症状的病症。本病相当于西医学的"三叉神经痛"，该病的特点是在面部三叉神经分布区域出现放射性、烧灼样、电击样剧烈疼痛，历时数秒钟或数分钟，间歇期无任何症状，1 日可发作数次或数十次，多为单侧，呈周期性发作，疼痛可自发，也可因刺激"扳机点"引起。中医学认为，本病多因感受风寒、痰火之邪及阳明胃热所致，以风邪为主。

二、临床表现

本病主要表现为面部三叉神经分布区内阵发性剧烈疼痛，疼痛多局限于一侧的三叉神经一支或多支分布区，但以第二支、第三支区域多见。疼痛发作多无先兆，历时数秒钟至数分钟，每次疼痛状况相同。疼痛可由口、舌的运动或外来刺激引起，常有一"扳机点"，多在唇、鼻翼、眉及口腔内等处，触之即痛。因担心触发疼痛，患者常不敢洗脸刷牙、进食漱口，以致面部污秽不堪。疼痛发作严重者，常伴有同侧面部表情肌反射性抽搐，称为"痛性抽搐"。部分患者有面部皮肤发红、发热或发凉的表现。病久局部皮肤粗糙，眉毛稀疏。

三、辨证分型

面部疼痛伴有紧束感，遇寒而发或遇寒则甚，得热痛缓，舌淡、苔白，脉浮紧，为风寒袭络型；面部疼痛呈灼热电击样，多有明显的扳击点，面红目赤，口渴喜凉饮，舌红、苔黄腻，脉弦滑数，为风热阻络型；面部疼痛灼热剧烈，痛时牙痛欲脱，多伴有口臭、便秘、尿黄，舌红、苔黄厚，脉洪数，为阳明热盛型；面痛呈胀痛或灼痛，多伴有心烦易怒，怒则发作或痛甚，胸胁胀满，面红目赤，口苦咽干，舌边红、苔黄燥，脉弦数，为肝火上炎型；面痛呈电击样抽痛，多伴有五心烦热，午后潮热颧红，夜间盗汗，口渴咽干舌燥，舌尖红、无苔或少苔，脉弦细数，为阴虚火旺型；面部疼痛部位相对固定，呈刀割或针刺样，日轻夜重，面色晦暗，肌肤甲错，舌质紫暗或有瘀斑，脉细涩，为气滞血瘀型。

四、治疗

1. 火针针刺部位

火针针刺部位选取阿是穴、听宫、下关、颧髎、迎香、承浆、颊车、商阳、三间、厉兑、陷谷。

2. 火针针刺方法

头面部穴位及阿是穴常规消毒，选用 0.25mm×25mm 毫针，将毫针前 1/3 在酒精灯上烧红后在面部穴位上迅速进行点刺，深度为 3～5mm，速刺法，不留针。出针后，使用干棉球迅速按压针孔，以减轻疼痛。

其余穴位常规消毒，商阳、三间、厉兑、陷谷选用 0.25mm×25mm 毫针直刺，风池、列缺、丰隆、内庭、足三里选用 0.30mm×40mm 毫针直刺，留针 30 分钟。隔日 1 次。

3. 辨证取穴（表 8-10）

表 8-10　面痛辨证取穴

主穴		面部疼痛区、风池、百会、合谷、太冲、三阴交
配穴	风寒袭络型	列缺
	风热阻络型	曲池
	阳明热盛型	足三里、曲池、内庭
	肝火上炎型	曲泉、太冲、行间
	阴虚火旺型	复溜、太溪、然谷、行间
	气滞血瘀型	间使

4. 其他疗法

（1）指趾端刺法：先于面部疼痛区域行快针点刺，然后取同侧的手阳明经的示指端（指目处）和三间穴针刺，再取同侧足阳明经的足二趾端（趾目处）和陷谷穴针刺。最后在疼痛区域排刺。留针 30 分钟。每日治疗 1 次或 2 次。

（2）耳穴疗法：取耳穴面颊、颌、神门、胃、肝、脑干、内分泌，每次选穴 3～5 穴。常规消毒后，用 0.25mm×25mm 毫针直刺 1 分左右，约至软骨组织，以不刺透对侧皮肤为度，捻转 5 秒，留针 30 分钟，每日或隔日 1 次。

（3）皮内针法：先于面部寻找"扳机点"，再取翳风、大迎穴，将揿针刺入并用胶布固定，2～3 日更换 1 次。

（4）刺络拔罐法：选颊车、地仓、颧髎穴，用三棱针点刺，行闪罐法。隔日 1 次。

五、验案分享

患者，男，52 岁，2014 年 10 月 31 日初诊。偶发右侧鼻翼旁疼痛 7 个月余，加重 1 周。7 个月前在洗脸时出现右侧鼻翼旁一过性放射性疼痛，疼痛剧烈难忍，于外院诊断为三叉神经痛，给予卡马西平止痛对症治疗，未见明显缓解，疼痛仍时有发作。近1周因熬夜、饮酒后面部疼痛加重，放射至右眼内眦，疼痛呈刀割样灼痛，剧烈难忍，每次持续1分钟左右。纳好，寐欠佳，二便调。查体：神清，精神不振，面色淡白，面纹对称，疼痛发作时手掩右面，舌红、苔薄黄，脉弦紧。中医诊断：面痛（肾阴不足、肝阳上亢）。治则：益肾平肝，降逆通经。予火针结合毫针治疗，火针取穴：四白、迎香、口禾髎、扳机点；操作：火针灼红后，准确、迅速刺入穴位，每穴快速点刺3～4下，速进疾出，刺毕之后用干棉球按压穴位4～5秒。毫针取穴：太溪（补）、太冲（泻）、合谷（平补平泻）、列缺（平补平泻）、曲池（泻）、足三里（补）、三阴交（补）。隔日1次，每周3次，10次为1个疗程。治疗1次后，患者右侧面部疼痛明显缓解，仅夜间偶有烧灼样疼痛。治疗2周后，患者面部疼痛已明显减轻，每日发作1～2次，程度较轻。停火针治疗，继续毫针调理。嘱患者忌烟酒，慎起居。经2个疗程治疗，患者面部疼痛消失。随访半年，未再发作。（摘自：王俊霞，付星，赵新雨.火针结合毫针治疗三叉神经痛的临床经验[J].中国针灸，2018，38（6）：641-643.）

六、按语

（1）本病应注意与继发性三叉神经痛相鉴别，后者早期也仅表现为一侧的三叉神经痛，但疼痛常为持续性，或疼痛发作时间较久，并伴有多神经损害体征，如三叉神经分布区内的感觉障碍、角膜反射减弱或消失、咀嚼肌乏力或萎缩、听力减退等。CT及MRI检查有助于发现原发病灶。

（2）火针治疗对三叉神经痛有很强的通络止痛作用，且维持时间较长。临床选穴治疗重点在于"扳机点"——阿是穴的点刺，必要时可行毫火针刺并留针。同时可配合指趾端刺法，即先于面部疼痛区域行火针快针点刺或留针，然后取同侧的手阳明经的示指端（指目处）和三间穴用毫针针刺，再取同侧足阳明经的足二趾端（趾目处）和陷谷穴用毫针针刺。临证往往能收取很好的止痛效果。

（3）三叉神经痛是一顽固难治性病症，其致病因素较为复杂，证型表现多样。临证除对疼痛进行有针对性的治疗之外，还要注意整体辨证论治。一个病症尤其是复杂难治的病症，其表现的不同临床证型代表着不同的功能状态，不同的功能状态又反映出不同的预后和转归。因此，临床通过辨证取穴改善不同的功能状态，可以达到很好的远期疗效。

第十一节　哮　　喘

一、概述

哮喘是一种常见的、发作性的，以阵发性呼气困难为特点的肺部疾病。临床以呼吸急促，喉间哮鸣，甚则张口抬肩，不能平卧为主症。"哮"是呼吸急促，喉间有哮鸣音；"喘"是呼吸困难，甚则张口抬肩。外邪侵袭，壅阻肺气，饮食不当，聚湿生痰，体虚病后，遇感触发，情志不调，肝气逆肺，均可导致本病。哮喘病位在肺、脾、肾，病机为肺失肃降，肺气上逆。

二、临床表现

哮病发作时喉中有哮鸣声,呼吸气促困难,其至喘息不能平卧,或口唇、指甲发绀。本病呈反复发作性,常因气候突变、饮食不当、情志失调、劳累等因素而诱发,发作前多有鼻痒、打喷嚏、咳嗽、胸闷等症状。有过敏史和家族史。两肺可闻及哮鸣音或伴有湿啰音。血嗜酸性粒细胞可增高。痰涂片可见嗜酸细胞。胸部 X 线检查一般无特殊改变,久病可见肺气肿征象。

三、辨证分型

遇寒触发,呼吸急促,喉中痰鸣有声,咯痰稀白,胸膈满闷,形寒无汗,口不渴,苔薄白,脉浮紧,为寒饮伏肺型。咳嗽痰黏,咯痰不爽,胸中烦闷,咳引胸胁作痛,或见身热口渴,恶心纳呆,苔黄腻,脉滑数,为痰热阻肺型。喘促气短,喉中痰鸣,气怯声低,吐痰稀薄,或烦热口干,两颊潮红,舌质淡,苔薄白,脉细少力,为肺气不足型。气短不足以息,少气懒言,每因饮食不当而引发,平素食少脘痞,痰多,便溏,倦怠无力,面色萎黄无华,舌淡苔薄腻或白滑,脉细软,为脾气亏虚型。气息短促,动则喘其,形瘦神疲,汗出肢冷,舌淡苔红,脉沉细,为久病肺虚及肾型。

四、治疗

1. 火针针刺部位

火针针刺部位选取天突、定喘、肺俞、膻中、鱼际。

2. 火针针刺方法

天突、定喘、肺俞、脾俞、膻中、关元、气海、风门、太渊用细火针,将针尖烧至发红后快速频频点刺 3~5 下,深度为 0.1~0.2 寸;鱼际穴以中粗火针深刺而不留针;余穴以中粗火针速刺,深度根据肌肉厚度而定,为 0.2~0.3 寸。

3. 辨证取穴(表 8-11)

表 8-11 哮喘辨证取穴

主穴		天突、定喘、肺俞、膻中、鱼际
配穴	寒饮伏肺型	风门、孔最
	痰热阻肺型	大椎、尺泽
	肺气不足型	膏肓、太渊
	脾气亏虚型	足三里、脾俞
	久病肺虚及肾型	关元、气海

4. 其他疗法

(1)毫针刺法:实证用泻法,选定喘、肺俞、膻中、天突、尺泽、列缺;虚证用补法,选肺俞、肾俞、膏肓、太渊、然谷。

（2）穴位注射法：取肺俞、定喘。每次 2 穴，常规消毒，用胎盘组织液 4ml，每穴注入 2ml。每周 1 次，3 次为 1 个疗程。对病程长、体虚明显者，亦可选用膈俞、胆俞。

（3）耳穴疗法：取对屏尖、肾上腺、气管、肺、皮质下、交感。操作：穴位消毒，用王不留行籽进行耳穴贴压，手法由轻到重，按至有热胀感和疼痛感（以患者能耐受为度），每日按压 4 次以上，每次 2 分钟左右。两耳交替进行，3 日轮换 1 次。

（4）穴位埋线法：取肺俞、定喘、膈俞、胆俞。操作：每次选 2 穴，交替使用，2 周埋线 1 次，3 次为 1 个疗程。本法适用于病程较长，或体虚明显者。

（5）穴位贴敷法：取肺俞、膏肓、膻中、脾俞、肾俞。用白芥子、甘遂、细辛、肉桂、天南星等药制成药膏，在"三伏"期间贴敷。本法适用于缓解期。

五、验案分享

陈某，女，41 岁。20 岁时，于春季出现喘憋气短，经多种方法治疗未愈。以后每逢春季及秋季冷热变化时，喘憋加重，且喉中有声、痰多。发作前有胸闷、鼻塞流涕等先兆。哮喘终日不休，需用氨茶碱等药物方能止喘。待夏季气候变热时哮喘方止。刻下：痛苦面容，喘憋而哮，呼吸急促，张口抬肩，喉中痰鸣，痰不多，时有白沫吐出。汗多，口干，饮食尚可，二便调。舌苔薄白，脉沉细。辨证为肺气不足。用中粗火针，点刺肺俞，每日 1 次。三诊后患者自觉喘憋、喉中痰鸣好转。七诊后喘憋基本消失，听诊哮鸣音减轻。十诊后哮鸣音基本消失，再巩固治疗数次。（摘自：杨光.火针疗法［M］.北京：中国中医药出版社，2014：59-60.）

六、按语

（1）针刺对哮喘有一定效果，急性发作期应以治标控制症状为主，缓解期应以扶助正气为主。发作严重或持续不缓解者，如胸高气促，汗出肢冷，面色青紫，恐单以针灸治疗不能缓急，须配合药物中西医结合救治。

（2）平素应注意适当锻炼，增强抗病能力，进食清淡食物，戒烟酒，气候变化时应注意保暖防寒。

（3）过敏体质者，应当及时认真查找过敏原，并注意避免接触致敏原和进食过敏食物。

第十二节 眩 晕

一、概述

眩晕是由于风阳上扰、痰瘀内阻等所导致的脑窍失养、脑髓不充的一种病症，以头晕眼花、视物旋转为主要表现。本病多见于西医的梅尼埃病、颈椎病、椎-基底动脉系统血管病、高血压、脑动脉硬化、贫血等疾病。

二、临床表现

患者自觉头晕眼花，视物旋转翻覆，不能坐立，常伴恶心呕吐、出汗等症状。轻者，闭目即止，一阵而过；重者，如坐舟车，旋转不定，不能站立，神志昏仆，常伴有耳鸣耳聋、汗出、面色苍白等。

三、辨证分型

眩晕耳鸣，急躁易怒，失眠多梦，口苦，便秘尿赤，舌红，苔黄，脉弦，为肝阳上亢型。神疲乏力，面色㿠白，心悸失眠，食欲减退，大便稀溏，畏寒肢冷，舌淡，苔薄白，脉细，为气血两虚型。眩晕耳鸣、发落齿摇，滑泄遗精，腰膝酸软，失眠多梦，舌淡，脉沉细，为肾精不足型。眩晕欲睡，头重如裹，胸闷恶心，食欲减退，舌胖，苔白腻，脉濡滑，为痰浊中阻型。

四、治疗

1. 火针针刺部位
火针针刺部位选取百会、风池、风府、颈夹脊穴、辨证取穴处。
2. 火针针刺方法
颈夹脊、百会、风池、风府、率谷、章门、气海、足三里、肾俞、太溪、悬钟以细火针烧红针尖和针身后快速频频浅刺 3～5 下，深 0.3～0.5mm；其余穴位以中粗火针，速刺法，点刺不留针，一般深度为 0.3～0.5mm，视针刺部位肌肉厚度而定。
3. 辨证取穴（表 8-12）

表 8-12　眩晕辨证取穴

主穴		风池、百会、风府、颈夹脊穴
配穴	肝阳上亢型	率谷、行间、侠溪
	痰浊中阻型	头维、中脘、丰隆
	气血两虚型	中脘、章门、气海、足三里
	肾精不足型	肾俞、太溪、悬钟

4. 其他疗法
（1）头针法：选顶中线，沿头皮刺入，快速捻转，每日 1 次，每次 30 分钟。
（2）耳穴疗法：取肾上腺、皮质下、额，肝阳上亢者加肝、胆；痰浊中阻者，加脾；气血两虚者，加脾、胃；肾精不足者，加肾、脑。穴位消毒，用王不留行籽进行耳穴贴压，手法由轻到重，按至有热胀感和疼痛感（以患者能耐受为度），每日按压 4 次以上，每次 2 分钟左右。两耳交替进行，3 日轮换 1 次。
（3）艾灸疗法：取穴印堂、神阙及双侧足三里、丰隆。患者取仰卧位，暴露上述诸穴位。印堂与神阙采用灸盒灸，足三里、丰隆采用灸架灸（亦为温和灸）。印堂穴施灸的灸盒上捆绑有用于固定灸盒的松紧带。每次每穴施灸 30 分钟左右，每日 1 次，连续治疗 4 周。

五、验案分享

刘某，女，63 岁，2018 年 5 月 16 日初诊。患颈椎病多年，近日头重如裹，视物模糊，恶心欲吐，右肩疼痛不适，体形较胖，苔黄腻，脉弦滑。将毫针针尖烧红，点刺四神聪、神庭、印堂，毫针刺中脘、丰隆、阴陵泉、足三里、三阴交、风池、肩井、养老，留针 20 分钟，每日 1 次，3 日后，头晕症状基本消失。

六、按语

（1）眩晕多以肝阳上亢、痰浊中阻、气血两虚、肝肾不足为主。实证临证针法以泻为主；虚证以补为主；虚实夹杂则以补虚泻实为主。

（2）颈性眩晕在临床并不少见，当临床检查头颅 CT、MRI 及经颅多普勒等并无阳性体征时，应注意颈椎方面的检查，如颈椎开口位等，注意观察寰枢关节的病变。

（3）注意劳逸结合，适当参加体育锻炼，如打太极拳、打乒乓球等运动，不可长期伏案工作。忌食辛辣、刺激、肥甘之物，多食清淡富有营养的食物，如新鲜蔬菜、豆类食品、海带。

（4）养成健康的生活习惯，忌熬夜，不可长期低头看手机，做"米字操"活动颈椎，保持良好的情绪，戒躁怒，忌酒，不饮浓茶及咖啡。

第十三节 失 眠 症

一、概述

失眠症，中医学称之为"不寐"，是指长期不能正常睡眠的一种病症。失眠症的表现主要为睡眠时间或对睡眠质量的不满意，并且会严重影响白天的社会功能。

二、临床表现

失眠症的主要临床表现为睡眠时间的严重不足和深度不足，失眠患者有轻、重程度之分，轻者入睡困难，似睡非睡，易惊易醒，醒后无法入眠；重者甚则整夜不眠。

三、辨证分型

失眠多梦，急躁易怒，头晕耳鸣，目赤肿痛，口干而苦、纳差，大便秘结，小便黄赤，为肝火扰心型。心烦失眠，胸脘痞闷，恶心欲呕、口苦、头重如裹，舌红苔黄腻，为痰热扰心型。入睡困难，多梦易醒、心悸健忘，神疲乏力，食欲不振，腹胀便溏、面色㿠白，舌淡苔薄，为心脾两虚型。心悸多梦，伴头晕耳鸣，腰膝酸软，潮热盗汗，五心烦热，男子遗精、女子月经不调，舌红少苔，为心肾不交型。虚烦不眠，心悸胆怯，倦怠乏力，舌淡，为心胆气虚型。心烦不眠，口干舌燥，小便短赤，口舌生疮，舌尖红，为心火炽盛型。

四、治疗

1. 火针针刺部位

火针针刺部位选取双侧厉兑、隐白、心俞、脾俞、神门、内关、风池、风府、安眠、百会。

2. 火针针刺方法

用酒精棉球在穴位处消毒。左手持酒精灯，右手持 0.3mm×40mm 规格毫针，将针尖针体烧至白亮，迅速刺入穴位，即出针不留针。继以消毒干棉球按压针孔 1～2 分钟，以不出血为宜。厉兑、隐白穴点刺深度为 0.5mm；神门、心俞、脾俞穴斜刺 3～5mm，安眠、内关穴直刺 5～10mm，风池穴朝鼻尖方向刺入 5～10mm，以上穴位可根据患者的体形适当调整进针深度。每周治疗 3 次，4 周为 1 个疗程。

3. 辨证取穴（表 8-13）

表 8-13　失眠症辨证取穴

主穴		四神聪、神门、三阴交
配穴	心脾两虚型	心俞、脾俞
	心胆气虚型	心俞、胆俞
	心肾不交型	心俞、内关、足三里、太溪
	肝火扰心型	风池、行间
	痰热扰心型	丰隆、内庭

4. 其他方法

（1）耳穴疗法：主穴为神门、心、交感、内分泌、脑、枕。配穴为心脾两虚型加脾，肝火扰心型加肝，心肾不交型配肾。治疗时患者取坐位，耳郭用酒精棉球消毒后，将准备好的王不留行籽放在胶布上，贴压在所取穴位上。然后用拇指和示指对压耳穴，每次按压 3～5 分钟，手法由轻到重，使耳部产生酸、麻、胀、痛感。若能使耳郭发红、发热则效果更佳。

（2）艾灸涌泉穴：患者取仰卧位，医生将纯艾条点燃后对准涌泉穴，距离皮肤 2～3cm 施灸，不可让患者产生灼痛感，有温热感即可，艾灸时间为 15 分钟。该治疗方法针对心肾不交者较为适宜。

（3）埋线疗法：患者取仰卧位，对内关、足三里、三阴交进行消毒。用平头针灸针（规格：0.40mm×50mm）插入一次性注射器头（规格：0.7×30TWLB），使针头露出注射器针头少许备用，用止血钳夹取长 1.5～2.0cm 羊肠线（规格：4-0）放入注射器针头内，右手持注射器将羊肠线对准心俞、脾俞、内关、足三里、三阴交快速垂直刺入，得气后略退少许，最后将平头针灸针把放入注射器针头的羊肠线推入穴位后快速拔出，用消毒棉球按压穴位片刻即可。心俞、脾俞埋线时患者采取俯卧位。

（4）腕踝针疗法：取双侧上1穴，采用0.30mm×40mm毫针，局部常规消毒后，针与皮肤成30°，快速刺入皮下，使针体贴着皮肤浅层行进以针下有松软感为宜，不可出现酸、麻、胀、痛等感觉。针刺方向朝向病灶处，一般留针30分钟，其间不做补泻等任何手法，隔日1次，10次为1个疗程。

五、验案分享

李某，女，50岁，2017年3月18日初诊。长期入睡困难，心烦急躁，口渴喜饮，舌尖红、舌下络脉瘀紫，脉弦数。经诊断，该患者为肝火扰心型失眠。治疗：首先患者取俯卧位，在背部膀胱经进行走罐，患者背部紫红。将背部刮痧油擦拭干净后，用酒精棉球消毒，将毫针针尖在酒精灯上烧至发红，快速点刺厉兑、隐白、心俞、肝俞、膈俞、脾俞，刺入皮肤25mm，留针20分钟，待起针后，患者取仰卧位，针刺神门、内关、合谷、太冲、足三里、三阴交、中脘、气海、关元，留针30分钟。隔日1次，每周3次，4周后，患者睡眠质量明显改善，入睡不再困难，不再服用地西泮一类催眠药物。

六、按语

（1）对于早期的失眠症患者，应明辨是否有器质性病变，辨清是个人精神因素还是为外界环境影响，是起始性失眠还是间断性失眠或是终点性失眠，这样更有益于辨证施治并解除原发病。

（2）培养兴趣爱好，饮食适当，忌食肥甘厚味，食物应以清淡为主，保持积极向上的情绪。尽量避免不良的精神因素，消除烦恼与顾虑，放松心情。

（3）养成良好的生活习惯，不熬夜，不饮浓茶、咖啡，注意劳逸结合，不可长时间过于专注一件事，如打游戏、看剧、熬夜准备考试等。

第十四节　癃　闭

一、概述

癃闭是以小便量少，排尿困难，其则小便闭塞不通为主症的一种病症。其中小便不畅，点滴而短小，病势较缓者称为癃；小便闭塞，点滴不通，病势较急者称为闭。临床中各种原因所引起的急、慢性尿潴留和少尿、无尿症均可以按"癃闭"来辨证论治。本病好发于膀胱、男性前列腺等疾病的过程中。癃闭的病因主要有外邪侵袭、饮食不节、情志内伤、瘀浊内停、体虚久病五种。其基本病机为膀胱气化功能失调。

二、临床表现

本病以排尿困难，全日总尿量明显减少，甚至小便闭塞不通，点滴全无为主要临床表现。起病急骤或逐渐加重。一般在癃的阶段表现为小便不利，排尿滴沥不尽，或排尿无力，或尿流变细，或尿流突然中断，全日总尿量明显减少；在闭的阶段表现为小便不通，全日总尿量极少，甚至点滴全无，或小便欲解不出，小腹满胀，状如覆碗。尿闭可突然发生，亦可由癃逐渐发展而来。病情严重时，尚可出现头晕、胸闷气促、恶心呕吐、口气秽浊、水肿，甚至烦躁、神昏等症。尿道无疼痛感。

三、辨证分型

小便点滴不通，或短赤灼热，小腹胀满，或大便不畅，口苦口黏，或口渴不欲饮，舌质红，苔根黄腻，脉数，为膀胱湿热型。小便不畅或点滴不通，咽干，烦渴欲饮，呼吸急促，或有咳嗽，苔薄黄，脉数，为肺热气壅型。小便突然不通，或通而不爽，胁腹胀满，情志抑郁，或多烦善怒，舌红，苔薄黄或薄白，脉弦，为肝郁气滞型。小便滴沥不畅，或时而通畅，时而阻塞不畅，小腹胀满疼痛，舌紫暗或有瘀点瘀斑，脉涩，为瘀浊闭阻型。小便淋漓不爽，排出无力，小腹坠胀，时欲小便而不得出，或量少不畅，神疲乏力，气短懒言，纳差，舌淡苔白，脉细弱，为脾气虚弱型。小便不通，或滴沥不畅，排出无力，腰膝酸软，精神不振，或手足不温，舌淡苔白，脉沉细无力，为肾气亏虚型。

四、治疗

1. 火针针刺部位
火针针刺部位选取中极、膀胱俞、三阴交、阴陵泉。

2. 火针针刺方法
嘱患者取仰卧位，以酒精棉球进行常规消毒后，取 0.30mm×25mm 毫火针，将针尖烧至通红，中极、三阴交、阴陵泉施速刺法，深度为 0.5 寸左右，不留针；嘱患者取俯卧位，毫火针速刺膀胱俞，深度为 0.5～1 寸，不留针。

3. 辨证取穴（表 8-14）

表 8-14 癃闭辨证取穴

主穴		中极、膀胱俞、三阴交、阴陵泉
配穴	膀胱湿热型	委阳、行间
	肺热气壅型	尺泽
	肝郁气滞型	太冲
	瘀浊闭阻型	血海、次髎
	脾气虚弱型	气海、脾俞、足三里
	肾气亏虚型	肾俞、太溪、关元

4. 其他疗法

（1）毫针刺法：实证用泻法，虚证用补法；主穴取中极、膀胱俞、三阴交、阴陵泉，辨证配穴。针刺中极，针尖向下，不可过深，以免伤及膀胱。

（2）耳针法：选肾、膀胱、肺、肝、脾、三焦、交感、神门、皮质下等。每次选 3～5 穴，毫针刺、揿针或王不留行籽按压。

（3）艾灸法：选神阙穴。将食盐炒黄待冷放入神阙穴填平，再用两根葱白压成 0.3cm 厚的饼置于盐上，艾炷置葱饼上施灸，至温热入腹内有便意为止。

（4）电针：选双侧维道。针尖向曲骨刺 2～3 寸，采用断续波，每次 15～30 分钟。

五、验案分享

方某，女，51 岁。头晕乏力，面色不华，腰膝酸软，纳、眠差，排尿困难，大便干结，2 日 1 次。舌淡红，苔白润，脉细弱无力。中医诊断：癃闭，脾肾亏虚证。治法：补益脾肾，行气通络。操作：火针速刺气海、关元、中极、肾俞、脾俞、足三里、三阴交、太溪；配合艾灸神阙穴 30 分钟。连续针灸治疗 4 次，可自行排尿。

六、按语

（1）癃闭与关格的鉴别：两者都有小便少或闭塞不通的症状。但关格常由水肿、淋证、癃闭等经久不愈发展而来，是小便不通与呕吐并见的病症；而癃闭不伴有呕吐，以此可资鉴别。

（2）癃闭与淋证的鉴别：两者均属膀胱气化不利，皆有排尿困难的证候。但癃闭无尿道刺痛，每日尿量少于正常，甚至无尿排出；而淋证则小便频数短涩，滴沥刺痛，欲出未尽，而每日尿量正常。

（3）针灸治疗癃闭有一定效果，可避免导尿的痛苦和泌尿道感染，尤其对功能性尿潴留疗效更好。

（4）若膀胱充盈过度，经针灸治疗 1 小时后仍不能排尿者，应及时采取导尿措施。

（5）锻炼身体，增强抵抗力，保持心情舒畅。

第十五节 抑 郁 症

一、概述

抑郁症，又称抑郁障碍，属于情感性精神障碍的主要类型，是一种以显著而持久的、与处境不相称的心境低落为主要特征的综合征。其主要表现为情绪低落、思维迟钝、意志活动减退（如言语动作减少、自责自罪感、工作兴趣大幅降低），严重者可出现自杀的念头和行为，属于中医学"郁病"范畴。病机主要为肝失疏泄、脾失健运、心失所养、脏腑阴阳气血失调，总属情志所伤，发病与肝的关系最为密切，其次涉及心、脾、肾。

二、临床表现

大多数患者发病缓慢，发病前均有情志不舒或思虑过度的阶段。气机郁滞所引起的气郁症状，如精神抑郁、情绪不宁、胸胁胀满疼痛等，为郁病的各种证型所共有的证候特征。郁病所表现的胸胁胀满疼痛，范围比较弥散，不易指明确切部位，一般多以胸胁部为主，以满闷发胀多见。以上各种症状的程度每随情绪的变化而增减。

脏躁发作时出现的精神恍惚，悲哀哭泣，哭笑无常，以及梅核气所表现的咽中如有炙脔，吞之不下，吐之不出等症，是郁病中具有特征性的证候。郁病日久，则常出现心、脾、肝、肾亏损的虚证症状。

三、辨证分型

精神抑郁，胁肋胀痛，或脘痞，嗳气频作，善太息，大便不调，女子可见月经不调，舌苔薄白，脉弦，为肝气郁结型。急躁易怒，胸胁胀满疼痛，头痛目赤，口苦咽干，嘈杂反酸，便秘尿黄，舌红苔黄，脉弦数，为气郁化火型。咽中不适，如有物梗阻，吞之不下，咳之不出，胸部窒塞，胁肋胀满，苔白腻，脉弦滑，为痰气郁结型。心神不宁，多疑易惊，悲忧善哭，喜怒无常，或手舞足蹈，舌质淡，脉弦，为心神失养型。善思多虑，胸闷心悸胆怯，失眠健忘，神疲倦怠，面色萎黄，头晕，易出汗，纳差，舌淡苔薄白，脉细弱，为心脾两虚型。虚烦少寐，头晕心悸，颧红，口干咽燥，五心烦热，或见盗汗，或遗精腰酸，或月经不调，舌红少苔，脉细数，为阴虚火旺型。

四、治疗

1. 火针针刺部位

火针针刺部位选取百会、璇玑、膻中、内关、太冲。

2. 火针针刺方法

穴位常规消毒后，将火针针尖和针身烧红，心神失养、心脾两虚、阴虚火旺者以细火针快速频频浅刺3～5下，点刺深度为0.1～0.2寸；肝气郁结、气郁化火、痰气郁结者以中粗火针，速刺法，点刺不留针，针刺深浅根据穴位局部肌肉的厚度来决定，一般深度为0.2～0.3寸。

3. 辨证取穴（表8-15）

表8-15　抑郁症辨证取穴

主穴		百会、璇玑、膻中、内关、太冲
配穴	肝气郁结型	期门、支沟
	气郁化火型	行间、侠溪
	痰气郁结型	中脘、丰隆、阴陵泉
	心神失养型	通里、少府

续表

配穴	心脾两虚型	心俞、脾俞、足三里、三阴交
	阴虚火旺型	肝俞、肾俞、太溪

4. 其他疗法

（1）耳穴疗法：取神门、心、交感、肝、脾。操作：穴位消毒，用王不留行籽进行耳穴贴压，手法由轻到重，按至有热胀感和疼痛感（以患者能耐受为度），每日按压 4 次以上，每次 2 分钟左右。两耳交替进行，3 日轮换 1 次。

（2）穴位注射法：取心俞、肝俞、脾俞、足三里、三阴交。实证用当归注射液或丹参注射液 4ml，虚证用胎盘注射液 4ml，每次取 2 穴，每穴注射 2ml。隔日 1 次。

五、验案分享

郑某，女，60 岁，2007 年 4 月 18 日初诊。情绪波动伴眠差 7 个月余。患者于 2006 年 8 月无明显诱因出现情绪波动，烦躁易怒，心慌心悸，坐卧不安，善惊易恐，口干口苦，入睡困难，早醒，多梦，每晚持续睡眠 4~6 小时，胃纳欠佳，二便调，舌红，苔薄白，脉弦细。检查心电图及性激素六项均正常。汉密尔顿焦虑量表（HAMA）评分为 31 分。中医诊断：郁证，证属心虚胆怯，阴虚火旺。治宜补益心胆，滋阴降火，疏肝解郁。治疗方法：针刺百会、印堂、膻中、璇玑、期门、支沟、足三里、阳陵泉、照海、太冲。针刺完毕后用火针快速频频浅刺百会、心俞、膈俞、胆俞，深度为 0.1~0.2 寸。每周治疗 3 次，10 次为 1 个疗程。经治 3 个月后，患者心慌、心悸消失，情绪稳定，睡眠明显好转。（摘自：林国华，李丽霞.火针疗法［M］.北京：中国医药科技出版社，2012：89-90.）

六、按语

（1）针灸治疗抑郁症有良好的疗效。因本病是一种心因性的情志病，在治疗过程中，不能忽视语言的暗示作用，应该恰如其分地了解情志致病的原因，解除患者的思想顾虑，树立其战胜疾病的信心，对促进痊愈具有重要作用。

（2）脏躁与癫狂的鉴别：脏躁多发于青中年妇女，在精神因素的刺激下呈间歇性发作，在不发作时可如常人；而癫狂则多见于青壮年，男女发病率无显著差别，病程迁延，心神失常的症状极少自行缓解。

（3）梅核气与噎膈的鉴别：梅核气多见于青中年女性，因情志抑郁而起病，自觉咽中有物哽塞，但无咽痛及吞咽困难，咽中哽塞的感觉与情绪波动有关，在心情愉快、工作繁忙时，症状可减轻或消失，而当心情抑郁或注意力集中于咽部时，则哽塞感觉加重；噎膈多见中老年人，男性居多，哽塞的感觉主要在胸骨后，吞咽困难的程度日渐加重，做食管检查常有异常发现。

（4）鼓励患者多做户外活动，并进行适度的体育锻炼。

第九章 妇科病症

第一节 痛经

一、概述

痛经是指女性行经前后或行经期间出现下腹部疼痛、坠胀，可伴有腰酸、恶心、呕吐等其他不适的症状，伴随月经周期性发作。本病属于中医学"经行腹痛"范畴。痛经分为原发性痛经和继发性痛经两类：原发性痛经是指生殖器官无器质性病变而产生的痛经，又称功能性痛经；继发性痛经一般是由于盆腔器质性病变，如子宫内膜异位症、子宫腺肌病等所引起的痛经。本病多见于青年女性。本病的病因很多，但不外乎感受寒邪或湿热之邪、过食生冷、情志不畅、劳倦体虚等。病位在胞宫，与冲任、肝肾关系密切。

二、临床表现

原发性痛经常见于未婚及未孕女性，多在初潮后6～12个月发病；下腹部呈持续性或阵发性疼痛，可在月经周期来潮时或来潮前数小时或数日开始，逐渐或迅速加剧，疼痛程度不一，重者呈痉挛性，部位在耻骨上，可放射至腰骶部和股内侧，历时 2～3 日自行缓解；痛时常伴有腰骶部发酸，面色发白，出冷汗，畏寒，恶心，呕吐，头晕或腹泻，有时四肢厥冷、尿频和全身乏力；妇科检查一般无异常发现，有时可有子宫轻度压痛；辅助检查示生殖器官无器质性病变。

继发性痛经症状同原发性痛经，应注意生殖器官疾病，如盆腔炎或子宫内膜异位症等。

三、辨证分型

经期或者经后小腹隐隐作痛，喜按，伴腰骶酸痛，月经量少，色淡质稀，并伴有头晕耳鸣，面色晦暗，小便清长，舌淡，苔薄，脉沉细，为肾气亏损型。经期或经后，小腹隐痛喜按，月经量少，色淡质稀，神疲乏力，头晕心悸，失眠多梦，面色苍白，舌淡，苔薄，脉细弱，为气血亏虚型。经前或经期小腹胀痛拒按，经血量少，经行不畅，经色紫暗有块，血块下痛减，胸胁、乳房胀痛，舌紫暗，或有瘀点，脉弦涩，为气滞血瘀型。经前或经期，小腹灼痛拒按，痛连腰骶，或平时小腹痛，至经前疼痛加剧，经量多或经期长，经色紫红，质稠或有血块，平素带下量多，黄稠臭秽，或伴低热，小便黄赤，舌红，苔黄腻，脉滑数或濡数，为湿热蕴结型。经前或经期，小腹冷痛拒按，得热则痛减，或周期后延，经血量少，色暗有块，畏寒肢冷，面色青白，舌暗，苔白，脉沉紧，为寒凝血瘀型。

四、治疗

1. 火针针刺部位

火针针刺部位选取阿是穴、关元、八髎、三阴交、十七椎。

2. 火针针刺方法

患者选择合适体位，针刺部位用酒精棉球常规消毒，施术者左手持夹有酒精棉球的止血钳，右手持 1～1.5 寸中粗火针或毫火针，点燃酒精棉球将针尖烧至通红，在已选穴位上快速进针，粗火针点刺后即刻出针，毫火针可留针 30 分钟，针刺深度为 0.1～0.5 寸。患者先取俯卧位针刺背部腧穴，再取仰卧位针刺腹部和四肢腧穴。为预防感染，治疗后 24 小时内不可洗浴，保持针孔干燥，隔日 1 次。3 个月经周期为 1 个疗程。

3. 辨证取穴（表 9-1）

表 9-1 痛经辨证取穴

主穴	阿是穴、三阴交、关元、八髎、十七椎	
配穴	肾气亏损型	肾俞、命门
	气血亏虚型	脾俞、胃俞、气海、足三里
	气滞血瘀型	气海、太冲、血海
	寒凝血瘀型	地机、气海
	湿热蕴结型	阴陵泉、水道

4. 其他疗法

（1）毫针刺法：实证主穴选取中极、次髎、三阴交。配穴寒凝者加归来、地机；气滞者加肝俞、太冲；腹胀者加天枢、足三里；腹痛者加支沟、阳陵泉；胸闷者加膻中、内关。虚证主穴选取气海、足三里、三阴交。配穴气虚血亏者加脾俞、胃俞；肝肾不足者加肝俞、肾俞；头晕耳鸣者加百会、悬钟。

（2）艾灸法：艾灸神阙、关元、腹部及腰骶部，灸至皮肤出现红晕为止。每次艾灸 30～45 分钟。

（3）耳针疗法：采用耳针治疗痛经，取耳穴腹、交感、内生殖器、神门、内分泌、卵巢、肝、肾，用 1 寸毫针针刺，强刺激手法，或用耳豆、揿针对上述穴位进行按压刺激。痛经发作时每日 1 次，治疗 3 个月经周期。

（4）眼针疗法：气滞血瘀型取双侧的下焦区、肝区，寒凝血瘀型取双侧的下焦区、肾区，湿热蕴结型取双侧或单侧的下焦区、肾区、肝区，肝肾亏损型取单侧的下焦区、肝区，气血亏虚型取单侧的下焦区、心区、脾区。下焦区用眶内直刺法，肾区、肝区、心区及脾区用眶外横刺法，进针要快，不捻针，不提插，得气后留针 10 分钟，痛经发作时每日治疗 1 次，一般治疗 4～5 日，治疗 3 个月经周期。

（5）电针疗法：选取穴位同毫针刺法。常规针刺得气后气海、关元、血海、三阴交连接电针治疗仪，选用连续波，频率为 50Hz，电流强度为 1～5mA，留针 30 分钟，于月经来潮前 7 日开始治疗至月经来潮后停止，连续治疗 3 个月经周期。

（6）穴位注射：选中极、关元、次髎、关元俞。用当归注射液，每穴注入药液 1ml，隔日 1 次。

五、验案分享

王某，女，24 岁，2011 年 9 月 6 日初诊。自月经初潮起每次月经前 3～4 日开始小腹疼痛，连及腰骶部，得热痛减，按之痛甚，经量少、色暗黑、有血块，形寒肢冷，便溏。诊断为原发性痛经，多方治疗无明显疗效。近几个月每次月经来潮前小腹剧痛不能坚持上班，来诊时小腹疼痛始作，精神不振，尚未行经，舌苔白腻，脉沉紧。B 超检查子宫附件无异常。辨证为寒湿凝滞型。治以温经散寒，除湿止痛，调和冲任。取穴中极、关元、次髎、十七椎、肾俞、脾俞，用火针配以毫针刺三阴交、水道、归来、地机，用泻法，当即疼痛缓解。连续治疗 3 日后，行经未见腹痛。继续治疗 1 周，直至月经停止，第 2 个月行经前及行经期未见疼痛，随访 1 年未见复发。（摘自：冯晓红.火针治疗原发性痛经 34 例[J].山东中医杂志，2013，32（7）：474-475.）

六、按语

（1）火针治疗痛经，除强调"辨证求因"及"审因论治"外，尚需掌握针治时机，方可获得预期效果。

（2）治疗时应注意经期卫生，避免重体力劳动、剧烈运动及精神刺激，防止受凉，禁行冷水浴、游泳及过食生冷酸涩食物。

（3）因痛经原因甚多，必要时可做妇科检查，明确诊断而后施治。

第二节　月 经 不 调

一、概述

月经不调也称月经失调，是妇科常见疾病，主要表现为月经周期或出血量的异常，可伴月经前、经期时的腹痛及全身症状。临床有月经先期、月经后期和月经先后无定期几种情况。月经先期又称"经早"或"经期超前"。月经后期又称"经迟"或"经期错后"。月经先后无定期又称"经乱"。本病病因西医学认为可能是器质性病变或是功能失常；中医学认为多由外感寒邪，饮食不节，情志急躁或抑郁，思虑过度，或久病多产、劳倦体虚等导致。

二、临床表现

患者主要表现为月经周期或出血量紊乱。月经或提前或错后，月经周期提前或推迟 7

日以上，或 10 余日一行，经量或多或少其至闭经，连续 2 个月经周期以上。本病可伴有腰酸、腹痛等全身症状。

三、辨证分型

月经周期提前或延后，经量增多或减少，色淡红，质清稀，或小腹绵绵作痛，或神疲肢倦，头晕眼花，面色淡白或萎黄，舌淡红，苔薄白，脉细弱，为气血两虚型。月经周期延后，量少，色暗有块，小腹冷痛，得热痛减，畏寒肢冷，为血寒型。月经周期提前，量多，色深红，质黏稠，伴有心烦，口干，小便短赤，大便秘结，舌红，苔黄，脉数或滑数，为实热型。月经周期提前，量少或多，色红，质稠，伴有两颧潮红，五心烦热，口干，舌红，苔少，脉细数，为虚热型。经来先后不定，量或多或少，色暗红或紫红，或有血块，或经行不畅，伴有胸胁、乳房、少腹胀痛，脘闷不舒，苔薄白或薄黄，舌质紫暗或有瘀点，脉弦或涩，为气滞血瘀型。月经周期提前或延后，量少，色淡暗，质清稀，或腰骶酸痛，或头晕耳鸣，舌淡苔白，脉细弱，为肾虚型。

四、治疗

1. 火针针刺部位
（1）月经先期：选取关元、三阴交、血海、行间。
（2）月经后期：选取气海、归来、三阴交、足三里。
（3）月经先后无定期：选取关元、三阴交、肾俞。

2. 火针针刺方法
患者选取合适体位，针刺部位用酒精棉球常规消毒，施术者左手持夹有酒精棉球的止血钳，右手持 1 寸中粗火针或毫火针，点燃酒精棉球将针尖烧至通红，在已选穴位上快速进针，点刺后即刻出针。针刺深度为 0.1～0.5 寸，为预防感染，治疗后 24 小时内不可洗浴针刺部位，保持针孔干燥，隔日 1 次。3 个月经周期为 1 个疗程。

3. 辨证取穴（表 9-2）

表 9-2 月经不调辨证取穴

主穴	三阴交、关元、血海	
配穴	气血两虚型	足三里、气海
	血寒型	气海、水道、归来、足三里
	实热型	太冲、行间
	虚热型	太溪、行间、曲池
	气滞血瘀型	太冲、肝俞
	肾虚型	命门、肾俞

4. 其他疗法
（1）毫针刺法：月经先期主穴选取关元、三阴交、血海，实热者配行间，虚热者配太

溪，气虚者配足三里、脾俞。月经后期主穴选取气海、归来、三阴交，血寒者配关元、命门，血虚者配足三里、血海，肾虚者配肾俞、太溪，气滞者配太冲。月经先后无定期主穴选取关元、三阴交，肝郁者配肝俞、太冲，肾虚者配肾俞、太溪。

（2）耳针疗法：取内生殖器、皮质下、内分泌、肝、脾、肾。毫针刺法、埋针法或压丸法。

（3）穴位注射：取脾俞、肾俞、肝俞、三阴交、血海、足三里、关元。每次选用2～3穴，取当归注射液或丹参注射液，每穴注射0.5～1ml。

五、验案分享

张某，女，29岁，已婚，2018年9月10日初诊。右少腹胀痛伴月经后期3个月。近3个月来月经时感右侧少腹胀痛，月经前3日为甚，月经周期为28～30日。在其他医院诊断为"右侧卵巢囊肿、月经失调"，经西医治疗，效果不明显。查体：右侧少腹压痛明显，按之向肚脐中央放射，舌质暗，脉沉弦。B超示右侧附件区见一约1.5cm×1.4cm暗回声区，边界清。诊断：①右侧卵巢囊肿；②月经后期。用火针疗法，取气海、水道、归来、关元、三阴交、足三里，针刺深度为0.3～0.5寸。每周3次，3个疗程后月经周期正常。半年后回访未复发。

六、按语

（1）避免强烈的精神刺激，保持心情舒畅，以利气血畅达和肝之疏泄功能正常。

（2）避风寒，少食生冷，加强锻炼，增强体质。实行计划生育，节制房事，避免劳累，以利肾之封藏功能正常。

第三节　带　下　病

一、概述

带下病是指女性阴道内白带明显增多，并见色、质、气、味明显异常，可伴有局部或全身症状的一种疾病。本病的发生常与感受湿邪、饮食劳倦、素体虚弱等因素有关。病位在胞宫，与带脉、任脉及脾、肾关系密切。本病多见于西医学的阴道炎、子宫炎、盆腔腹膜炎、盆腔结缔组织炎和输卵管卵巢炎等。

二、临床表现

本病主要表现为白带量明显异常，可伴有色、质、气、味异常。带下过多者表现为带下量明显增多，色、质、味异常，或伴有外阴、阴道瘙痒、灼热、疼痛等局部症状。带下过少者表现为带下量较平时明显减少，阴道干涩、痒痛或萎缩，部分患者伴有性欲低下、性交疼痛，月经量少或月经延后，甚至闭经、不孕等。

三、辨证分型

带下量多，色黄质稠，气秽臭，阴中瘙痒，小腹作痛，小便短赤，身热，口苦咽干，舌红苔黄，脉滑数，为湿热下注型。带下量多，色白或淡黄，无臭味，质稀或稠，绵绵不断，面色萎黄，食少便溏，神疲乏力，舌淡苔白腻，脉濡弱，为脾虚型。色白，量多，质清稀，绵绵不断，小腹寒凉，腰部酸痛，小便频数清长，夜间尤甚，大便溏薄，舌淡苔薄白，脉沉，为肾虚型。

四、治疗

1. 火针针刺部位

火针针刺部位选取关元、中极、带脉、三阴交、白环俞。

2. 火针针刺方法

患者选择合适体位，充分暴露针刺部位，以酒精棉球或碘伏进行常规消毒，施术者左手持夹有酒精棉球的止血钳，右手持 1～1.5 寸中粗火针或毫火针，点燃酒精棉球将针尖烧至通红，在已选穴位上快速进针，针刺深度为 0.5～1 寸，不留针。

3. 辨证取穴（表 9-3）

表 9-3 带下病辨证取穴

主穴	关元、中极、带脉、三阴交、白环俞	
配穴	湿热下注型	行间、阴陵泉、水道
	脾虚型	脾俞、足三里、丰隆
	肾虚型	肾俞、照海、命门

4. 其他疗法

（1）毫针刺法：选取中极、带脉、三阴交、白环俞，湿热下注者配阴陵泉、行间；脾虚者配脾俞、足三里；肾虚者配肾俞、关元。毫针常规刺法。

（2）拔罐疗法：取十七椎、腰眼、八髎周围之络脉。三棱针点刺出血后拔罐。每 3～5 日治疗 1 次。本法用于湿热下注所致的带下。

（3）穴位注射：取双侧三阴交。辨证选用黄芪注射液或胎盘注射液、双黄连注射液，每穴注射 0.5～1ml。

（4）耳针疗法：取内生殖器、脾、肾、三焦。毫针刺法，或埋针法、压丸法。

五、验案分享

张某，女，36 岁，2017 年 6 月 1 日初诊。左侧小腹坠胀疼痛 3 个月余。月经后期，带下量多，色白质清，伴有腰酸乏力。妇科检查：外阴发育正常，阴道通畅，宫颈略肥大，宫体正常大小，左侧附件区有条索状物并有压痛。查体：舌质淡、苔白，脉沉。西医诊断：慢性盆腔炎。中医诊断：带下病。辨证：肾虚带下。治疗：火针点刺关元、中极、带脉、三阴交、白环俞，配合针刺肾俞、照海、命门。治疗完毕，患者感觉腹痛减轻。每周 3 次，2 周为 1 个疗程。1 个疗程后症状明显好转，连续治疗 3 个疗程后症状、体征消失。6 个月后随访未见复发。

六、按语

（1）应养成良好的卫生习惯，勤洗勤换内裤，注意经期卫生及孕产期调护，节制房事，经常保持会阴部清洁卫生，避免重复感染。治疗期间和平时应注意饮食调养，少食辛辣刺激食物。

（2）带下过多的病因复杂，一般而言针灸对卵巢功能失调性带下过多效果最好。对于阴道炎、宫颈炎、慢性盆腔炎及盆腔瘀血综合征导致的带下病也有较好疗效，但要注意明确诊断，针对病因施治，可配合药物内服及外阴部药物洗浴等法，以提高疗效。要注意排除癌性病变导致的带下过多。

第四节 乳 腺 增 生

一、概述

乳腺增生是指乳腺小叶内的乳腺腺泡、导管上皮细胞及间质纤维组织的增生，属于中医学"乳癖"范畴。临床以单侧或双侧乳房肿块、疼痛为主要症状，本病与月经周期及情志变化密切相关。乳房肿块大小不一，形态不一，边界清楚，质地不硬，活动度好，与皮肤或深部组织不粘连，推之可动，有触痛，可随情绪及月经周期的变化而消长。本病好发于 20～45 岁的中青年妇女，其发病率占乳房疾病的 75%，是临床最常见的乳房疾病。

二、临床表现

本病多见于中青年妇女，青少年和绝经后妇女也有发生。一侧或双侧乳房有单个或多个大小不等的肿块，胀痛或压痛，增长缓慢，质地坚韧或呈囊性，与周围皮肤或深部组织无粘连，触摸可移动和疼痛，肤色不变，有的患者乳头可有溢液或瘙痒。

单侧或双侧乳房局部的疼痛呈刺痛、胀痛或隐痛，可放射至肩背部、腋下，多在月经来之前加重，与情绪变化有关联。

三、辨证分型

乳房结块，兼见情志郁闷不安，心烦易怒，乳房胀痛，乳房肿块可随情志波动而加重，经前期症状加重，脉涩，为肝郁气滞型。形体消瘦，虚烦不眠，头晕，月经周期紊乱，乳房内肿块隐痛或胀痛，舌质红，脉沉细数，为肝肾阴虚型。心烦易怒，腰膝酸软，精神疲倦，失眠多梦，乳房肿块胀痛，舌淡苔白，脉沉细，为冲任失调型。

四、治疗

1. 火针针刺部位

火针针刺部位选取增生局部、阿是穴。

2. 火针针刺方法

患者取仰卧位，针刺部位用酒精棉球常规消毒，施术者左手持夹有酒精棉球的止血钳，右手持1～1.5寸的粗火针或毫火针，点燃酒精棉球将针尖烧至通红，迅速针刺乳腺增生的肿块结节或压痛点，在肿物中心及上下左右进行点刺，根据肿块大小刺入不同深度，一般刺至3分深，疾进疾出，如此来回操作，直至点刺所有肿块，不留针。患者点刺部位会出现类似红疹样凸起，嘱患者勿挠，可自行消退。为预防感染，治疗后24小时内不可洗浴，保持针孔干燥，隔日1次。3个月经周期为1个疗程。

3. 辨证取穴（表9-4）

表9-4　乳腺增生辨证取穴

主穴	增生局部、阿是穴	
配穴	肝郁气滞型	太冲、行间
	肝肾阴虚型	照海
	冲任失调型	照海、足临泣

4. 其他疗法

（1）毫针刺法：主穴取屋翳、乳根、膻中、天宗、肩井、期门、足三里。配穴肝郁气滞者加肝俞、太冲，冲任失调者加血海、三阴交。操作用毫针刺，补泻兼施。

（2）耳穴疗法：选内分泌、内生殖器、乳腺、胸、肝、胃。用毫针刺，中强度刺激，每次留针30分钟，间歇行针2～3次，10次为1个疗程。或用王不留行籽贴压，每3～5日更换1次。

（3）三棱针疗法：采用三棱针在乳房增生肿块四周小静脉点刺4～5下，以出血1～2滴为宜，并对以肺俞穴为中心上下左右各1寸的5个穴，以及天宗、丘墟等穴位采取快速针刺不留针，14日为1个疗程，3个月为1个周期。

（4）刮痧疗法：使用边缘光滑的刮痧板，蘸取精油或清水在乳房部位从上到下、由内向外反复刮动，并取肩井、天宗、膈俞、肝俞及膻中、丰隆、三阴交等穴用刮痧板进行点按。

五、验案分享

张某，女，46岁，已婚，2005年5月18日初诊。右侧乳房胀痛3年，加重1个月。3年前患者因家事情绪不稳，渐发现右侧乳房胀痛，并每于经前或生气时加重，伴有口苦、烦躁、失眠多梦、尿黄、便干。曾就诊于市医院行彩超检查确诊为乳腺增生。曾以"乳癖消片""百消丹"等药物口服，效差，近 1 个月因生气其症状明显加重。查右乳房外方上可触及条束状硬结节及小结节数枚，推之可移动，与皮肤不粘连，触痛阳性，行 X 线钼钯摄片示右侧乳腺囊性小叶增生，诊断：乳癖。采用局部火针点刺，配合针刺"乳腺穴"。1次治疗后乳房胀痛大减，3 次后增生硬核大消，6 次后患者已无任何不适。行 X 线钼钯摄片提示未见异常。患者临床治愈，1 年后随访未见复发。（摘自：焦秉奎，赵伟，齐新妍，等.针刺"乳腺穴"配合局部火针治疗乳腺增生病 350 例 [J].河北中医药学报，2010，25（3）：38-39.）

六、按语

（1）火针治疗乳腺增生针对痛点直接治疗，具有操作简便、获效迅速等优点。

（2）在本病的针刺治疗过程中，要嘱咐患者注意调整生活节奏、改变心理状态、保持心情舒畅、调节饮食等，以达到巩固疗效、预防乳腺增生复发的目的。

第五节　急性乳腺炎

一、概述

急性乳腺炎是指乳房红肿疼痛，乳汁排出不畅，以致结脓成痈的急性化脓性病症，多发生于产后哺乳期妇女，尤其是初产妇更为多见，发病多在产后 3~4 周。急性乳腺炎的主要病原菌为金黄色葡萄球菌，少见于链球菌。本病属于中医学"乳痈"范畴，其发病多与恼怒伤肝、嗜食肥甘厚味、乳头皲裂、乳汁壅滞有关。本病病位在乳房，足阳明胃经过乳房，足厥阴肝经至乳下，故本病主要与肝、胃两经关系密切。基本病机是肝胃郁热，阻滞经络，结肿成痈。

二、临床表现

本病以乳房结块、肿胀疼痛、乳汁排出不畅，以致结脓成痈为主症，多伴有高热、寒战、淋巴结肿大等症状。根据其临床表现分为郁乳期、酿脓期、溃脓期三期。

三、辨证分型

郁乳期乳房肿胀疼痛，乳汁瘀积，排乳不畅，皮肤微红或不红，伴有寒战、高热、口渴、易怒、纳差、脉弦等症，为肝气郁滞型；酿脓期乳房肿痛加重，肿块增大，焮红灼痛，寒热不退，持续性搏动性疼痛加剧，舌红苔黄，脉洪数，为胃热壅盛型；溃脓期脓肿形成后中央触之渐软，有波动感，局部红紫，经切开或自行溃破后脓液大量流出，肿痛减轻，舌淡苔白，脉细，为气血亏虚型。

四、治疗

1. 火针针刺部位

火针针刺部位选取局部肿块、肩井、天宗、膻中、乳根。

2. 火针针刺方法

患者取仰卧位，针刺部位用酒精棉球常规消毒，施术者左手持夹有酒精棉球的止血钳，未成脓期用 1 寸毫火针，点燃酒精棉球将针尖烧至通红，在肿块局部快速进针，留针 30 分钟。成脓期用中粗火针对准脓肿明显处点刺，点刺后，用火罐吸拔点刺部位以促进脓液流出，拔罐时间以脓不再流出为止。溃破期使用中粗火针点刺溃破周围及脓口，然后迅速出针，针刺深度为 3~5 分。为预防感染，治疗后 24 小时内不可洗浴，保持针孔干燥。

3. 辨证取穴（表9-5）

表 9-5　急性乳腺炎辨证取穴

主穴		局部肿块、肩井、天宗、膻中、乳根、合谷
配穴	肝气郁滞型	太冲、行间
	胃热壅盛型	曲池、内庭
	气血亏虚型	足三里、关元、气海

4. 其他疗法

（1）毫针刺法：毫针泻法针刺，主穴选取足三里、期门、膻中、内关、肩井，肝气郁滞者配行间，胃热壅盛者配内庭，火毒盛者配厉兑、大敦。

（2）三棱针法：取背部肩胛区阳性反应点。反应点为大如小米粒的红色斑点，指压不退色，稀疏散在，数个至十几个不等。用三棱针挑刺并挤压出血，刺血后可拔罐。

（3）耳针疗法：取内分泌、肾上腺、胸。毫针刺法，或压丸法。

五、验案分享

李某，女，27 岁。产后 2 个月，右侧乳房出现肿胀疼痛，近 3 日加重，入夜尤甚，乳房红肿，乳汁排泄不畅，曾自服消炎药无效。体温 38℃，右侧乳房外上部位皮肤潮红、肿胀，9 点处有 6cm×4cm 大小硬块，触之疼痛，舌质红，苔薄黄，脉洪数。诊断为急性乳腺炎。取肩井、膻中、乳根（患侧）、行间、内关，毫火针治疗 1 次后，乳房胀痛减轻、硬结变软，潮红消失，体温下降至 37.4℃。次日复诊，体温 36.7℃，乳房红肿大减，肿块按压已无明显痛感，脉缓苔无。继用上法治疗 2 次，乳房肿块完全消失，痊愈。（摘自：刘恩明.刘氏毫火针特色治疗.［M］.北京：人民军医出版社，2011：147-148.）

六、按语

（1）因本病多为金黄色葡萄球菌感染，嘱咐患者哺乳前后保持乳头清洁，防止乳头损伤，养成定时哺乳的习惯。

（2）治疗期间健康乳继续哺乳，化脓期暂停患乳哺乳，用吸奶器将乳汁排尽。

第六节 盆 腔 炎

一、概述

盆腔炎是指女性上生殖道包括生殖器官、子宫周围结缔组织及盆腔黏膜在内的炎症性疾病，主要有子宫内膜炎、输卵管炎、输卵管卵巢囊肿、输卵管积水、盆腔腹膜炎，可分为急性盆腔炎和慢性盆腔炎。慢性盆腔炎属于中医学"少腹痛""带下""热入血室""不孕""癥瘕"等范畴。急性盆腔炎近期有经行、产后、妇产科手术、房事不洁等发病因素。慢性盆腔炎既往有急性盆腔炎、阴道炎、节育或妇科手术史，或不洁性生活史。慢性盆腔炎病情较顽固，可导致月经紊乱、白带增多、腰腹疼痛及不孕等。

二、临床表现

急性盆腔炎表现为急性病容，高热不退，面部潮红，心率加快，小腹部疼痛难忍，辗转难安，赤白带下或恶露量多，其或伴有脓血，也可伴有腹胀、腹泻、尿急、尿频等症状。检查：小腹紧张，有压痛、反跳痛，阴道、宫颈充血，宫体压痛拒按，盆腔形成脓肿，脓肿位置较低者则后穹隆饱满，有波动感。后穹隆穿刺可吸出脓液；B 超可见盆腔内有炎性渗出液或肿块。

慢性盆腔炎表现为小腹部疼痛，痛连腰骶部，低热起伏，体倦易疲劳，疲劳后复发，月经不调，白带增多，肛门坠痛，下腹可触及包块，压痛明显，其或不孕。检查：子宫有压痛，活动受限或粘连固定，宫体一侧或两侧附件增厚、压痛明显，或者触及包块，或有条索状物等。盆腔 B 型超声、磁共振、子宫输卵管碘油造影及腹腔镜、盆腔静脉造影术检查有助于诊断。

三、辨证分型

小腹冷痛重坠，喜温喜按，腰膝酸软，头晕头痛，耳聋耳鸣，畏寒肢冷，大便溏，小便频数，夜尿量多，舌淡，苔白滑，脉沉弱，为肾阳虚衰型；小腹隐痛，喜按，头晕眼花，心悸少寐，大便燥结，面色萎黄，舌淡，苔少，脉细无力，为血虚失荣型；小腹疼痛，或全腹疼痛，拒按，寒热往来，恶寒发热，或持续高热，日晡时热甚，带下量多，臭秽如脓，或带下夹血，心烦口渴，甚或神昏谵语，大便秘结，小便短赤，舌红，苔黄而干，脉弦数，为感染邪毒型；小腹疼痛拒按，有灼热感，或有积块，伴腰骶胀痛，低热起伏，带下量多，黄稠，有臭味，小便短黄，舌红，苔黄腻，脉弦滑而数，为湿热瘀结型；小腹或少腹胀痛，拒按，胸胁乳房胀痛，脘腹胀满，食欲欠佳，烦躁易怒，时欲太息，舌紫暗或有瘀点，脉弦涩，为气滞血瘀型；小腹冷痛，痛处不移，得温痛减，带下量多，色白质稀，形寒肢冷，色青白，舌暗，苔白腻，脉沉紧，为寒湿凝滞型。

四、治疗

1. 火针针刺部位

火针针刺部位选取关元、中极、水道、归来、三阴交、肝俞、肾俞、命门、次髎。

2. 火针针刺方法

嘱患者取仰卧位，针刺前排空小便。穴位局部常规消毒后，选取毫火针，将针烧至通红，施点刺速刺法，不留针，针刺深度依据穴位局部肌肉厚度酌情决定，一般深度为0.5～1寸。然后再嘱患者取俯卧位，穴位局部消毒后，用毫火针点刺肝俞、肾俞、命门、次髎。隔日治疗1次。

3. 辨证取穴（表9-6）

表 9-6　盆腔炎辨证取穴

主穴	关元、中极、水道、归来、三阴交、肝俞、肾俞、次髎	
配穴	肾阳虚衰型	三焦俞、命门
	血虚失荣型	脾俞、足三里
	感染邪毒型	神阙、气海
	湿热瘀结型	阳陵泉、蠡沟
	气滞血瘀型	气海、太冲
	寒湿凝滞型	内关、中脘、委阳、委中、足三里、公孙、太冲

4. 其他疗法

（1）毫针刺法：以关元、中极、水道、归来、三阴交、肝俞、肾俞、次髎为主穴，加辨证配穴。耻骨五针沿皮平刺。留针20～30分钟，隔日治疗1次。

（2）艾灸法：灸神阙与命门，每日灸1处，交替进行，每次灸30分钟。以热引热，透达邪毒。

（3）耳针法：耳尖放血，配合耳穴盆腔、内生殖器、交感针刺，左右耳交替进行，强刺激，留针20～30分钟，每日1次。

五、验案分享

刘某，女，31岁。因急性盆腔炎治疗不当转为慢性盆腔炎，下腹部疼痛伴腰骶部坠胀，劳累、着凉、生气后症状加重，月经量多，白带增多，在子宫双侧可触及增粗的输卵管呈条索状，压痛明显，时有低热，易疲乏，睡眠不佳，舌淡苔白腻，脉弦缓。火针点刺关元、气海、压痛点及三阴交，4次治愈，之后3个月怀孕得一健康男婴。（摘自：李岩.火针疗法在妇科疾患应用举隅 [J].针灸临床杂志，2005，(6)：31-32.)

六、按语

（1）要注意个人卫生，禁止在月经期、产褥期、流产后有性生活，尽量少做人工流产。

（2）嘱患者腹痛时应及时卧床休息，注意保暖，避免受凉后疼痛加重，取半卧位休息，以免炎症扩散。

（3）月经期更加注意会阴部清洁，须淋浴，禁泡澡及游泳，积极锻炼身体，增强体质。

（4）本病病程较长，治疗要有耐心、信心，保持心态平和。

（5）火针针刺诸穴既能扶正助阳、温通经络，又能祛邪引热、理气活血，可促进盆腔局部血液循环，改善组织的营养状态，促进新陈代谢、消炎。

第七节　卵巢囊肿

一、概述

卵巢囊肿是广义上的卵巢肿瘤的一种，是女性生殖系统常见肿瘤的一种，各年龄段均可发病，但以 20～50 岁最为多见。卵巢肿瘤有各种不同的性质和形态，即一侧性或双侧性、囊性或实性、良性或恶性，其中以囊性多见，有一定的恶性比例。本病多因情志不遂，肝气郁结，或脾不健运，痰湿内停，加之气血凝滞，日久结聚不化，渐致癥瘕。中医学称其为"积聚""癥瘕""肠覃"。

《金匮钩玄》说："积聚癥瘕，有积聚成块，不能移动者是癥；或有或无，或上或下，或左或右者是瘕。"

二、临床表现

卵巢囊肿多生在下腹部的单侧，中等以下大小的腹内包块，从一侧向上增大，生长缓慢，常形成球形的巨大肿块。肿块多数表面光滑，边缘清晰，可触及边界。若无并发症或者恶变，其最大的特点是推之可活动，往往能从盆腔推移至腹腔；恶性或炎症时，肿物活动受限制。包块一般无触痛，但如有感染等并发症，则不仅包块本身有压痛，甚至会出现腹膜刺激症状、腹水等。一般情况下饮食及月经、二便正常。囊肿过大时可使患者瘦弱，伴有心慌、气喘、行动不便等症状，影响月经。

三、辨证分型

小腹中有包块，积块不坚，推之移动，时聚时散，或上或下，时感疼痛，痛无定处，月经先后不定期，小腹胀满，精神抑郁，胸闷，舌暗，苔薄，脉沉弦，为气滞型；小腹中有包块，积块坚硬，固定不移，疼痛拒按，皮肤少泽，口干而不欲饮，经期延后或淋漓不断，面色晦暗，舌紫暗有瘀斑，苔厚而干，脉沉涩有力，为血瘀型；小腹中有包块，触之不坚，固定不移，或时作痛，带下量多，色白质黏稠，胸脘痞闷，恶心泛呕，月经愆期，或闭而不行，舌淡胖，苔白厚腻，脉弦滑，为痰湿瘀结型；小腹中有包块，按之痛剧，小腹及腰骶部疼痛，经前腹痛加重，经期延长，经行量多，带下量多，色黄如脓，身热烦躁易怒，大便秘，小便黄，舌暗红有瘀斑，苔黄腻，脉弦滑数，为热毒（湿热瘀阻）型；小腹中有包块，触之疼痛，经行腹痛，色紫暗，腰酸膝软，头晕耳鸣，舌暗，脉弦细，为肾虚血瘀型。

四、治疗

1. 火针针刺部位
火针针刺部位选取阿是穴（局部囊肿区）、辨证取穴处。

2. 火针针刺方法
患者取仰卧位，嘱针刺前排空小便。先将阿是穴处常规消毒，选取毫火针，再分别点刺囊肿区上、下、左、右、中部各1针，刺入约1.5寸，留针20分钟，每周2～3次。

3. 辨证取穴（表9-7）

表9-7 卵巢囊肿辨证取穴

主穴	阿是穴（局部囊肿区）、关元、中极、水道、归来	
配穴	气滞型	气海、大赫、气冲
	血瘀型	隐白
	痰湿瘀结型	阿是穴
	热毒型	行间、中空、八髎
	肾虚血瘀型	命门、腰俞、肾俞、三焦俞

4. 其他疗法
（1）毫针刺法：以阿是穴（局部囊肿区）、关元、中极、水道、归来为主穴，加辨证配穴。阿是穴（局部囊肿区）围刺。留针约30分钟，每日1次。

（2）艾灸法：灸神阙与命门，每日灸1处，交替进行，每次灸30分钟。以热引热，透达邪毒。

五、验案分享

唐某，女，38岁。左小腹肿块多年。患者8年前曾流产1次，以后再未受孕。经检查，左小腹可触及16cm×16cm大小的肿块及14cm×14cm大小的肿块2个，表面光滑，质地坚硬，推之不移，无压痛。经检查，诊断为左侧多发性假黏液性卵巢囊肿、继发不孕症。纳可，寐安，月经正常，二便正常，面色黄，舌苔薄白，脉弦细。患者因怕手术治疗，故来就诊。治疗取阿是穴（肿物处），用中粗火针行速刺法，点刺围刺左侧小腹部肿物，深至肿物中心，每个肿物点刺3针。每3日火针治疗1次，治疗3次后肿物明显缩小，治疗7次后左小腹肿物基本触不到，共治疗13次，肿物完全消失，经妇科检查未触及原肿物。

（摘自：王桂玲.贺普仁火针疗法［M］.北京：北京科学技术出版社，2016：170.）

六、按语

（1）调整心态，忌忧思恼怒。
（2）注意卫生，尤其是经期卫生。
（3）经期忌房事。
（4）针刺的深度必须要适当，以达肿物中心为宜。
（5）患者需定期复查，包括妇科检查、B超等。

第八节 不 孕 症

一、概述

不孕症是指夫妇同居 1 年以上，有正常的性生活，未采取避孕措施而未受孕。婚后未避孕从未妊娠称为原发性不孕；曾有过妊娠而后未避孕连续 2 年未再孕称为继发性不孕。中医学将原发性不孕称为"全不产"，将继发性不孕称为"断续"。目前，造成不孕症的主要原因以排卵障碍与输卵管阻塞居多，除此之外，子宫、宫颈、阴道等因素也会造成不孕。中医学则认为不孕的根本原因在于冲任气血失和，而影响冲任气血的主要因素有肾虚、肝郁、瘀血阻滞、痰湿内阻等，所以从以上几个方面进行辨证论治，则可达到治疗目的。

二、临床表现

不同原因导致的不孕，临床表现也会不同，主要症状包括以下几个方面。

若患者有排卵功能障碍，多伴有月经周期紊乱、闭经、多毛、肥胖等，临床上称之为"多囊卵巢综合征"，可以归结到内分泌系统紊乱导致的激素分泌失常。

若患者存在生殖器官的病变，病变部位不同则症状不同。下腹疼痛、白带增多者，多为输卵管炎；痛经、月经量多或月经淋漓不尽，性交痛者，多为子宫内膜异位症的表现；周期性下腹痛、闭经、经量少，为宫颈粘连；免疫性不孕患者多无症状。

三、辨证分型

肾气虚型表现为月经量少，头晕耳鸣，腰膝酸软，舌淡，苔薄，脉沉细，两尺尤甚。肾阳虚型表现为小腹冷痛、性欲淡漠、小便频数，腰痛如折，舌淡，苔白滑，脉沉细而迟或沉迟无力。肾阴虚型表现为头晕耳鸣、腰膝酸软、眼花心悸、面色萎黄，舌淡，苔少，脉沉细。肝郁气滞型表现为月经先后不定期，经前出现乳房、两胁胀痛，精神萎靡，或烦躁易怒。瘀血阻滞型表现为月经后期，经量多少不一，经血色紫，夹有血块，痛经严重，少腹疼痛拒按。痰湿内阻型表现为体形肥胖，月经后期甚或闭经，白带量多，黏白无味，头晕恶心，面色㿠白。

四、治疗

1. 火针针刺部位

火针针刺部位选取背部肾俞、命门、八髎、三阴交，辨证取穴处。

2. 火针针刺方法

嘱患者针刺前排空膀胱，同时向患者解释火针针刺感应，消除患者恐惧心理。嘱患者取仰卧位，穴位局部常规消毒后，选取毫火针，将针烧至通红，速进速出，进针深度为 0.25mm 左右。嘱患者注意局部针孔当日禁水，针孔部位会有瘙痒感，勿抓，防止感染。

3. 辨证取穴（表 9-8）

表 9-8   不孕症辨证取穴

主穴	肾俞、命门、八髎穴、三阴交	
配穴	肾虚型	太溪、关元
	肝郁气滞型	合谷、太冲
	瘀血阻滞型	膈俞、气海
	痰湿内阻型	足三里、阴陵泉、丰隆

4. 其他疗法

（1）雷火灸法：灸双侧子宫、肝俞、肾俞、关元、脾俞。取雷火灸点燃，距穴位 2～3cm，行螺旋形法灸疗，每旋转 8 次为 1 壮，每壮之间用手压一下，灸至皮肤发红，深部组织发热，每穴各灸 8 壮。每日灸 1 次，10 日为 1 个疗程。经后 3～5 日开始施灸（灸 3～5 个月经周期）。

（2）毫针疗法：取穴三阴交、中极、照海、子宫，针刺用补法，或在针柄加以艾绒，以增疗效，留针 30 分钟。该疗法适用于肾阳虚衰、胞宫虚寒所致的不孕。

五、验案分享

张某，女，34 岁，2018 年 6 月 20 日初诊。因结婚多年未孕，其间有两次胎停育，前来就诊。多年间经过各种治疗，效果不明显，患者主要想通过针灸调理体质配合试管技术进行治疗。治疗方法：患者取俯卧位，针刺部位进行常规消毒，将毫针针尖烧红，刺入双侧肾俞、命门、八髎穴，进行留针；常规针刺足三里、三阴交、太冲、血海、中脘、关元、气海穴，针灸同时配合艾灸小腹部、腰部各 40 分钟，1 周治疗 3 次。1 个月后，患者卵巢功能恢复至正常水平，准备配合试管备孕。

六、按语

（1）提倡婚前检查，可以预防或及早发现先天生殖器畸形。

（2）掌握正确的性知识，学会预测排卵期，增加受孕机会。房事应适度，不宜过繁、过稀；矫正抽烟、酗酒等不良嗜好。

（3）不要有过大的心理压力，近年来情志因素也是导致不孕的重要原因之一。

第九节　子宫肌瘤

一、概述

子宫肌瘤是妇科临床最常见的良性肿瘤，多见于育龄期妇女，具体病因目前仍不明确，西医学普遍认为子宫肌瘤属于一种卵巢性激素依赖性疾病，患者体内的孕激素及雌激素水平过高是重要因素。因绝经后肌瘤萎缩甚至消失，可见子宫肌瘤的发病与女性的性激素水平高度相关，除此之外还有一定的遗传因素。临床表现以不规则阴道出血、月经量多、经期延长、经期腹痛、腰痛为主症。中医学称之为"癥瘕"。

二、临床表现

子宫肌瘤临床表现有以下几个方面：最常出现的是月经异常，经量增多，经期延长，有的患者还会出现不规则阴道出血；腹部包块也是子宫肌瘤的一项重要指征，若肌瘤大于 3 个月妊娠子宫时，可扪及下腹正中有一实性、不活动、无压痛的包块；此外，部分患者还会出现尿频、尿急、排尿困难、尿潴留、便秘、阴道排液增多或有血性分泌物等症状。

子宫肌瘤有良性、恶性之别。若子宫肌瘤伴疼痛并有长期出血，或带下有色，且有臭气，患者体形消瘦，面色晦暗，多为恶性，建议尽早手术治疗。

三、辨证分型

气虚血瘀型表现为神疲乏力，面色无华，少气懒言，舌淡，脉细。气滞血瘀型表现为精神抑郁，经前乳房胀痛，两胁胀闷，心烦易怒，小腹有刺痛感，舌有瘀斑。寒湿凝滞型表现为月经后期，量少色暗，或量多色暗，经期延长，四肢不温，小腹冷痛，带下色白清稀，便溏，舌淡紫。痰湿瘀阻型表现为患者体形肥胖，下腹胀满，月经后期，经少不畅，舌胖紫，苔白腻。阴虚内热型表现为经行期间量少，时有崩漏，经色暗红，心悸头晕，腰膝酸软，口干咽燥，大便干结。

四、治疗

1. 火针针刺部位

火针针刺部位选取气海、关元、中极、水道、痞根（第一腰椎棘突下旁开3.5寸），辨证取穴。

2. 火针针刺方法

患者取仰卧位，针刺前排空膀胱，以中粗火针或细火针迅速点刺穴位，不留针。针刺深度为0.3～0.5mm，隔日1次，10次为1个疗程，共治疗3个疗程。

3. 辨证取穴（表9-9）

表9-9 子宫肌瘤辨证取穴

主穴	气海、关元、中极、水道、痞根	
配穴	气虚血瘀型	足三里、肾俞
	气滞血瘀型	照海、膈俞
	痰湿瘀阻型	曲池、合谷、足三里
	阴虚内热型	太冲、内庭
	寒湿凝滞型	中脘、足三里

4. 其他疗法

毫针疗法：取三焦俞、肾俞、中极、会阴、子宫。针刺以泻法为主，或在针柄加以艾绒，进行温针灸，子宫肌瘤日益增大者，加阴陵泉与复溜穴，留针30分钟，温化肾阳，利水消癥。

五、验案分享

刘某，女，46岁。经妇科检查确诊为子宫肌瘤，2016年9月前来就诊。头晕乏力，下腹部疼痛，伴有血块，淋漓不尽。B超检查子宫肌瘤大小为4.5cm×3.0cm×2.4cm。治疗如下，取穴：气海、关元、中极、水道、阿是穴（下腹部痛点）、肾俞、命门，火针点刺不留针，待取出火针后，针刺足三里、三阴交、关元、气海、中脘、血海、内关，留针30分钟。隔日1次，每周3次，4周为1个疗程。经3个月治疗后，患者下腹部疼痛消失，B超检查宫体三径之和减少2cm。

六、按语

（1）30～50岁女性应注意妇科普查，有肌瘤者应慎用雌激素，绝经后肌瘤也会增大，注意是否会发生恶变。

（2）忌食生冷，保持心情舒畅，勿急躁易怒。

附　录

附录一　常用穴位定位表

穴位	定位
头部常用穴位	
风府	在颈后区，枕外隆突直下，两侧斜方肌之间凹陷中
神庭	在头部，前发际正中直上 0.5 寸
印堂	在头部，两眉毛内侧端中间的凹陷中
人迎	在颈部，横平喉结，胸锁乳突肌前缘，颈总动脉搏动处
风池	在颈后区，枕骨之下，胸锁乳突肌上端与斜方肌上端之间的凹陷中
百会	在头部，前发际正中直上 5 寸
四神聪	在百会穴前、后、左、右各旁开 1 寸处，共 4 穴
太阳	在眉梢与目外眦连线的中点外开 1 横指的凹陷处
胸腹部常用穴位	
中极	在前正中线上，肚脐下 4 寸处
关元	在前正中线上，肚脐下 3 寸处
气海	在前正中线上，肚脐下 1.5 寸处
水分	在前正中线上，肚脐上 1 寸处
中脘	在前正中线上，肚脐上 4 寸处
膻中	在前正中线上，两乳头之间，平第 4 肋间隙处
璇玑	在前正中线上，胸骨上窝下 1 寸处
天突	在前正中线上，胸骨上窝正中处
乳根	在胸部，第 5 肋间隙，前正中线旁开 4 寸
梁门	在上腹部，脐中上 4 寸，前正中线旁开 2 寸
天枢	在腹部，横平脐中，前正中线旁开 2 寸
水道	在下腹部，脐中下 3 寸，前正中线旁开 2 寸
归来	在下腹部，脐中下 4 寸，前正中线旁开 2 寸
带脉	在侧腹部，第 11 肋骨游离端垂直线与脐水平线的交点上
背腰部常用穴位	
命门	在脊柱区，第 2 腰椎棘突下凹陷中，后正中线上
至阳	在脊柱区，第 7 胸椎棘突下凹陷中，后正中线上

穴位	定位
身柱	在脊柱区，第 3 胸椎棘突下凹陷中，后正中线上
大椎	在脊柱区，第 7 颈椎棘突下凹陷中，后正中线上
天宗	在肩胛区，肩胛冈中点与肩胛骨下角连线的上 1／3 与下 2／3 交点凹陷中
天柱	在颈后区，横平第 2 颈椎棘突上际，斜方肌外缘凹陷中
大杼	在脊柱区，第 1 胸椎棘突下，后正中线旁开 1.5 寸
肺俞	在脊柱区，第 3 胸椎棘突下，后正中线旁开 1.5 寸
肝俞	在脊柱区，第 9 胸椎棘突下，后正中线旁开 1.5 寸
脾俞	在脊柱区，第 11 胸椎棘突下，后正中线旁开 1.5 寸
胃俞	在脊柱区，第 12 胸椎棘突下，后正中线旁开 1.5 寸
肾俞	在脊柱区，第 2 腰椎棘突下，后正中线旁开 1.5 寸
大肠俞	在脊柱区，第 4 腰椎棘突下，后正中线旁开 1.5 寸
膀胱俞	在骶区，横平第 2 骶后孔，骶正中嵴旁开 1.5 寸
白环俞	在骶区，横平第 4 骶后孔，骶正中嵴旁开 1.5 寸
上髎	在骶区，正对第 1 骶后孔中
次髎	在骶区，正对第 2 骶后孔中
中髎	在骶区，正对第 3 骶后孔中
下髎	在骶区，正对第 4 骶后孔中
秩边	在骶区，横平第 4 骶后孔，骶正中嵴旁开 3 寸
肩井	在肩胛区，第 7 颈椎棘突与肩峰最外侧点连线的中点
颈夹脊	在第 1 颈椎至第 7 颈椎棘突下，后正中线旁开 0.5 寸
定喘	在第 7 颈椎棘突下缘中点旁开 0.5 寸
华佗夹脊	在第 1 胸椎至第 5 腰椎棘突下，后正中线旁开 0.5 寸
十七椎	在第 5 腰椎棘突下凹陷中
痞根	横平第 1 腰椎棘突下，后正中线旁开 3.5 寸

上肢部常用穴位

穴位	定位
侠白	在臂前区，腋前纹头下 4 寸，肱二头肌桡侧缘处
太渊	在腕前区，桡骨茎突与舟状骨之间，拇长展肌腱尺侧凹陷中
鱼际	在手外侧，第 1 掌骨桡侧中点赤白肉际处
合谷	在手背，第二掌骨桡侧的中点处
阳溪	在腕区，腕背侧远端横纹桡侧，桡骨茎突远端，解剖学"鼻咽窝"凹陷中
手三里	在前臂，肘横纹下 2 寸，阳溪（LI5）与曲池（LI11）连线上
曲池	在肘区，尺泽（LU5）与肱骨外上髁连线的中点处
手五里	在臂部，肘横纹上 3 寸，曲池（LI11）与肩髃（LI15）连线上
臂臑	在臂部，曲池（LI11）上 7 寸，三角肌前缘处
肩髃	在三角肌区，肩峰外侧缘前端与肱骨大结节两骨间凹陷中

续表

穴位	定位
神门	在腕前区，腕掌侧远端横纹尺侧端，尺侧屈腕肌腱的桡侧缘
后溪	在手内侧，第5掌指关节尺侧近端赤白肉际凹陷中
肩贞	在肩胛区，肩关节后下方，腋后纹头直上1寸
内关	在前臂前区，腕掌侧远端横纹上2寸，掌长肌腱与桡侧腕屈肌腱之间
外关	在前臂后区，腕背侧远端横纹上2寸，尺骨与桡骨间隙中点
支沟	在前臂后区，腕背侧远端横纹上3寸，尺骨与桡骨间隙中点
肩髎	在三角肌区，肩峰角与肱骨大结节两骨间凹陷中
二白	在腕横纹上4寸，桡侧腕屈肌腱的两侧，一臂2穴
肘尖	在尺骨鹰嘴的尖端处

下肢部常用穴位

穴位	定位
梁丘	在股前区，髌底上2寸，股外侧肌与股直肌肌腱之间
足三里	在小腿外侧，犊鼻（ST35）下3寸，犊鼻（ST35）与解溪（ST41）连线上
上巨虚	在小腿外侧，犊鼻（ST35）下6寸，犊鼻（ST35）与解溪（ST41）连线上
条口	在小腿外侧，犊鼻（ST35）下8寸，犊鼻（ST35）与解溪（ST41）连线上
下巨虚	在小腿外侧，犊鼻（ST35）下9寸，犊鼻（ST35）与解溪（ST41）连线上
丰隆	在小腿外侧，外踝尖上8寸，胫骨前肌的外缘
冲阳	在足背，第2跖骨基底部与中间楔状骨关节处，可触及足背动脉
陷谷	在足背，第2、3跖骨间，第2跖趾关节近端凹陷中
内庭	在足背，第2、3趾间，趾蹼缘后方赤白肉际处
隐白	在足趾，大趾末节内侧，趾甲根角侧后方0.1寸（指寸）
公孙	在跖区，第1跖骨底的前下缘赤白肉际处
三阴交	在小腿内侧，内踝尖上3寸，胫骨内侧缘后际
阴陵泉	在小腿内侧，胫骨内侧髁下缘与胫骨内侧缘之间的凹陷中
血海	在股前区，髌底内侧端上2寸，股内侧肌隆起处
承扶	在股后区，臀沟的中点
殷门	在股后区，臀沟下6寸，股二头肌与半腱肌之间
委中	在膝后区，腘横纹中点
承山	在小腿后区，腓肠肌两肌腹与肌腱交角处
至阴	在足趾，小趾末节外侧，趾甲根角侧后方0.1寸（指寸）
太溪	在踝区，内踝尖与跟腱之间的凹陷中
环跳	在臀区，股骨大转子最凸点与骶管裂孔连线的外1/3与内2/3交点处
膝阳关	在膝部，股骨外上髁后上缘，股二头肌腱与髂胫束之间的凹陷中
阳陵泉	在小腿外侧，腓骨头前下方凹陷中
行间	在足背，第1、2趾间，趾蹼缘后方赤白肉际处
太冲	在足背，第1、2跖骨间，跖骨底结合部前方凹陷中，或触及动脉搏动
膝眼	在膝部，髌韧带两侧凹陷处

附录二　常用穴位定位图

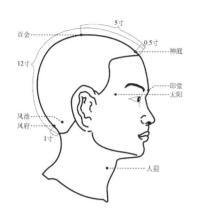

附图 1　头部侧面

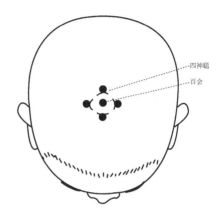

附图 2　头顶部

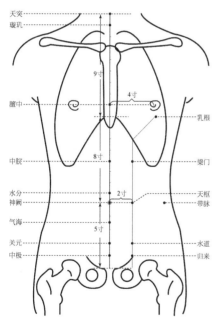

附图 3　胸腹部

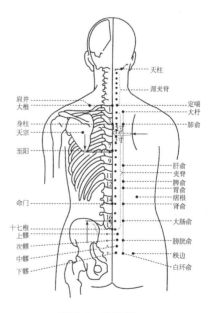

附图 4　背腰部

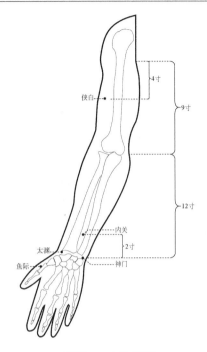

附图 5　上肢前面

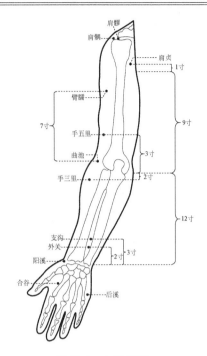

附图 6　上肢后面

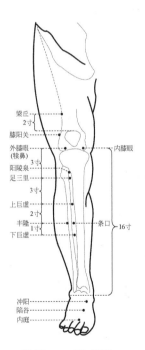

附图 7　下肢前面

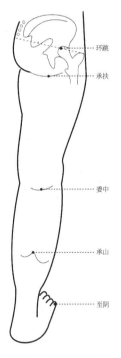

附图 8　下肢后面

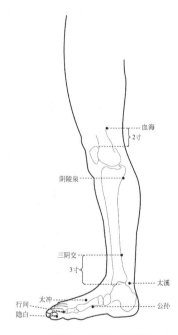

附图 9　下肢内侧面